# 抗肿瘤药物 PD-1/PD-L1 抗体专利技术分析研究

林志坚　徐飞虎　等◎著

科学技术文献出版社
SCIENTIFIC AND TECHNICAL DOCUMENTATION PRESS
·北京·

**图书在版编目（CIP）数据**

抗肿瘤药物PD-1/PD-L1抗体专利技术分析研究 / 林志坚等著. — 北京：科学技术
文献出版社，2019.11（2021.8重印）

ISBN 978-7-5189-6190-0

Ⅰ.①抗… Ⅱ.①林… Ⅲ.①抗癌药—专利—研究报告—中国 Ⅳ.①R979.1-18

中国版本图书馆 CIP 数据核字（2019）第 252368 号

**抗肿瘤药物PD-1／PD-L1抗体专利技术分析研究**

策划编辑：周国臻　　责任编辑：张永霞　　责任校对：文　浩　　责任出版：张志平

| | | |
|---|---|---|
| 出 版 者 | 科学技术文献出版社 | |
| 地　　址 | 北京市复兴路15号　　邮编　100038 | |
| 编 务 部 | (010) 58882938，58882087（传真） | |
| 发 行 部 | (010) 58882868，58882870（传真） | |
| 邮 购 部 | (010) 58882873 | |
| 官 方 网 址 | www.stdp.com.cn | |
| 发 行 者 | 科学技术文献出版社发行　　全国各地新华书店经销 | |
| 印 刷 者 | 北京虎彩文化传播有限公司 | |
| 版　　次 | 2019 年 11 月第 1 版　　2021 年 8 月第 3 次印刷 | |
| 开　　本 | 710×1000　　1/16 | |
| 字　　数 | 122千 | |
| 印　　张 | 9.25 | |
| 书　　号 | ISBN 978-7-5189-6190-0 | |
| 定　　价 | 49.00元 | |

# 《抗肿瘤药物 PD-1/PD-L1 抗体专利技术分析研究》

## 撰写人员

林志坚　　徐飞虎　　郑珊珊　　李　博

孙汉栋　　吴叶青　　张　帆　　仇秋飞

储晓露　　朱旭迪　　吴巧玲　　应向伟

随着人们生活水平的提高，癌症已成为人类生命与健康的主要威胁。2016 年 1 月，国家癌症中心在 *Ca-Cancer J Clin* 上公布了 2015 年中国癌症统计数据，2015 年全国约有 4 292 000 例癌症新发病例，2 814 000 例癌症患者死亡。在中国，每天有 1 万多人诊断为癌症，每分钟约 8 人确诊患癌。随着发病率和死亡率的增加，癌症已经成为中国人群死亡的首要原因和主要的公共健康问题。大部分晚期肿瘤不能接受"刀起瘤落"的手术治疗，只能接受一波又一波的化疗，给患者身心带来巨大痛苦。值得庆幸的是，随着近年来肿瘤精准靶向治疗的不断发展，靶向治疗给中晚期肿瘤的治疗带来突破性进展，为肿瘤患者带来福音。精准医疗最早由科学家 Mirnezami 提出，认为精准医疗是通过基因组学、蛋白质组学等组学技术和医学前沿技术对疾病进行精细分类及精确诊断，从而对疾病和特定患者进行个性化精准治疗的新型医学概念与医疗模式。免疫检查点抑制剂抗体是实现肿瘤精准医疗的有效手段之一。

机体发生肿瘤时，肿瘤细胞可以凭借多种方式逃避机体免疫系统的监控、攻击而继续生长，实现肿瘤的免疫逃逸。而如何克服这种免疫逃逸一直是生物科学研究的热点之一。2013 年美国 *Science* 杂志评选出当前十大科技进展，肿瘤免疫治疗（Cancer Immunotherapy）荣膺首位。细胞程序性死亡蛋白 1（Programmed Death 1，PD-1）是免疫检查点（Immmune Check-Point）蛋白中的最典型代表，PD-1 在 T 淋巴细胞上的过度表达将抑制 T 淋巴细胞对肿瘤细胞的杀伤作用，是肿瘤细胞免疫逃逸的主要原因之一。以靶向 PD-1 及其配体 PD-L1 的单抗药物为代表的肿瘤免疫检查点疗法被视为未来最有前途的肿瘤治疗方法之一。PD-1/PD-L1 抗体药物通过调动自身免疫系统功能，抗击癌细胞，而非通过外来药物作用杀死癌细胞，不仅能抑制癌细胞的增长，而且会增强自身免疫力。PD-1/PD-L1 抗体药物可以有效地克服现有肿瘤靶向治疗药物（包括靶向类单抗）的耐药性问题。同时，肿瘤免疫疗法未来最大的潜力将来自与其他肿瘤疗法的组合使用，包括与放疗、化疗、其他靶向治疗药物的组合使用。

2018 年是全球肿瘤免疫治疗发展最快的一年，免疫治疗药物总数高达 3394 个，同比增加 67%，其中 PD-1/PD-L1 抗体药物数量位居榜首；同年 PD-1/PD-L1 药物创始人日本科学家本庶佑获诺贝尔奖。2018 年也是中国免疫治疗的元年，4 款 PD-1/PD-L1 抗体药物相继获批上市，开始争夺千亿元的肿瘤药物市场。在新形势下，以 PD-1/PD-L1 技术为切入点加快免疫治疗关键核心技术的研究与突破，对推动国家生命健康产业发展，打造生命健康世界科技创新高地具有重要意义。

"抓创新就是抓发展，谋创新就是谋未来"，谁能在科技创新上下"先手棋"，把科技的优势有效转化为经济和产业竞争的胜势，谁就能掌握主动。专利正是科技创新的一柄利器。专利信息蕴含丰富的技术、法律和商业信息，是世界上最大的公开技术信息源之一。开展专利分析研究是实施国家"创新驱动发展"战略的重要组成部分，也是推进知识产权与产业融合发展，强化知识产权促进产业提质增效、转型升级的重要手段。浙江省科技信息研究院近年来深耕产业知识产权研究取得了较好成效。2017 年，联合杭州九源基因工程有限公司开展"肿瘤精准靶向治疗药物——免疫检查点抑制剂抗体开发专利战略研究"，课题喜获国家知识产权局专利战略推进工程项目资助（项目编号：PS2017-006）。经过一年多的潜心研究，2019 年项目部分研究成果《精准定位免疫治疗产业　推进生命健康科技创新高地建设》发表于浙江省政府内参《软科学与科技决策参考》，喜获袁家军省长批示肯定（家军 2019 第 1095 号）。本书系"肿瘤精准靶向治疗药物——免疫检查点抑制剂抗体开发专利战略研究"项目的部分研究成果，也是"智江南"智库的研究成果。

本书围绕《国家知识产权战略纲要》的实施和《"十三五"国家战略性新兴产业发展规划》的布局，对全球 PD-1/PD-L1 免疫检查点抑制剂抗体的专利信息进行深入分析和研究，明确当前世界上 PD-1/PD-L1 抗体药物开发技术专利申请保护情况，揭示国内外主要生物医药企业的 PD-1/PD-L1 抗体药物研发专利布局情况，包括抗体产品及其改进、医药用途、组合疗法和下游标志物等，明确该领域的发展方向，厘清产品和技术之间的关系，构建推进中国 PD-1/PD-L1 抗体药物产业发展的专利战略，并以浙江省为例提出地方政府发展该产业的对策建议。旨在引导国内相关企业在免疫检查点抑制剂抗体药物的专利布局，形成产业优势；同时为各级政府部门引导以 PD-1/PD-L1 为代表的免疫治疗产业发展及相关政策制定提供决策参考。

希望本书的出版能促进中国免疫治疗产业的发展，为浙江省精准切入免疫治疗新兴产业、抢占全球生物医药产业制高点提供有益参考；同时对从事专利分析研究与服务的工作人员有所启发。由于水平有限，书中的观点和内容仍难免存在偏颇和疏漏，望广大读者朋友们批评指正，提出宝贵的修改意见和建议！

林志坚

2019 年 9 月

# 图目录

# 表目录

# 第一章
# 国内外 PD-1/PD-L1 药物研究现状

## 1.1 PD-1/PD-L1 概述

### 1.1.1 PD-1/PD-L1 的发展历程

PD-1，全称为程序性死亡蛋白 1（Programmed Death 1），也称为 CD279（分化簇 279），是一种重要的免疫抑制分子。通过向下调节免疫系统对人体细胞的反应，以及通过抑制 T 细胞炎症活动来调节免疫系统并促进自身耐受，可以预防自身免疫性疾病，但它也可以防止免疫系统杀死癌细胞。以 PD-1 为靶点的免疫调节在抗肿瘤、抗感染、抗自身免疫性疾病及器官移植存活等方面均有重要的意义。

PD-1 的配体，目前已发现两个：PD-L1 和 PD-L2。PD-L1，全称为程序性死亡蛋白配体 1（Programmed Cell Death-Ligand 1），也称为 B7-H1，是大小为 40 kDa 的第一型跨膜蛋白。正常情形下免疫系统会对聚集在淋巴结或脾脏的外来抗原产生反应，促进具有抗原特异性的 T 细胞增生。而 PD-1 与 PD-L1 结合，可以传导抑制性的信号，减少 T 细胞的增生。

现如今 PD-1/PD-L1 抗体药物备受关注，但是也曾经历过比较坎坷的历程，不被主流科学认可。PD-1/PD-L1 抗体药物的研发历程如图 1.1 所示。

早在 20 世纪 50 年代，科学家就发现人体的免疫系统可对生长的肿瘤产生反应，并可抑制其生长。这些反应具体表现是在肿瘤中常常可以看到大量的淋巴细胞存在（或浸润），并且在患者血液中也可分离到有能力杀死肿瘤的淋巴细胞。

| 20 世纪 50 年代 | "肿瘤免疫逃逸"现象发现 |
|---|---|
| 1992 年 | 日本京都大学本庶佑教授发现 PD-1 |
| 1999—2002 年 | 华裔科学家陈列平等人发现 B7-H1（即 PD-L1） |
| 2003—2006 年 | 哈佛大学戈登·弗里曼教授发现 PD-1/PD-L1 免疫负调节信号通路 |
| 2006 年 | 戈登·弗里曼、陈列平等人相继开展肿瘤免疫治疗临床研究 |
| 2008 年 | 研究结果证实 PD-1/PD-L1 抗体具有抗肿瘤疗效 |
| 2012 年 | 《新英格兰医学杂志》发文证实 PD-L1 抗体在实体瘤中的显著疗效 |
| 2013 年 | 肿瘤免疫治疗被 Science 杂志评选为年度十大科学突破之首 |
| 2014 年至今 | 多个 PD-1/PD-L1 抗体药物相继获批上市，癌症治疗已进入免疫治疗时代 |

**图 1.1   PD-1/PD-L1 的发展历程**

然而令科学家困惑的是，这些免疫反应在绝大多数情况下无法扼制肿瘤生长。这就形成了一种奇特的现象"你打你的，我长我的"，这种现象被称为"肿瘤免疫逃逸"。

1992 年，日本京都大学本庶佑教授偶然发现了免疫细胞上有一个蛋白叫 PD-1，但是不知道它在免疫调节上有什么用处。

1999—2002 年，著名华裔科学家陈列平和他的团队率先发现肿瘤微环境中，特别是肿瘤细胞上过度产生一个免疫球蛋白样的分子，将其命名为 B7-H1（现在又称 PD-L1），并证明此分子的过度表达，选择性地抑制了肿瘤微环境中淋巴细胞的免疫反应。

根据这些发现，陈列平及其团队首先发明用单克隆抗体阻断 PD-1/PD-L1 的结合，发现其在小鼠模型中可抑制肿瘤生长，这为相关抗体药物的临床研究奠定了坚实的基础。受到这些发现的鼓舞，2006 年，陈列平在约翰霍普金斯医学院发起并帮助组织了第一个抗体治疗的临床试验，由此掀开了肿瘤免疫治疗一个划时代的篇章。

## 1.1.2   PD-1/PD-L1 的作用机制

人体由数万亿个细胞组成，它们一起合作使我们保持身体健康。其中，白细胞中的 T 细胞是人体的"警卫队"。T 细胞用它们表面特定的蛋白受体去锚定细胞表面的特定蛋白，以检查这些细胞是否为肿瘤细胞。一旦它们确认识别了肿瘤细胞，便会发起攻击。

但是，有时 T 细胞却无法对肿瘤细胞进行识别，原因是肿瘤细胞携带了一些带有伪装作用的蛋白质，这样肿瘤细胞就可以与正常细胞混在一起，逃避免疫细胞的杀伤。PD-L1 就是肿瘤细胞拥有的起到伪装作用的蛋白质之一。当 T 细胞表面的 PD-1 蛋白与肿瘤细胞表面的 PD-L1 蛋白相结合，T 细胞就会将肿瘤细胞识别为正常细胞，从而不会对其发动攻击，任其在身体中繁衍生息（图 1.2）。

为了识别这种伪装就需要 PD-1 抑制剂，包括 PD-1 抗体和 PD-L1 抗体。其主要作用机制是阻断 PD-1 和 PD-L1 之间的相互作用，促进患者自身的免疫系统杀伤肿瘤（图 1.3）。

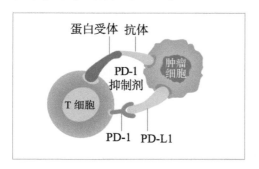

图 1.2　肿瘤细胞通过 PD-1 与 PD-L1
的识别逃避免疫细胞的杀伤

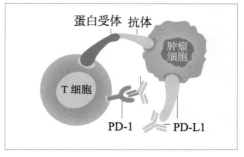

图 1.3　阻断 PD-1 与 PD-L1 的识别
杀伤肿瘤细胞

## 1.2　国外 PD-1/PD-L1 的相关产品

目前，国外共上市 6 款产品，分别为百时美施贵宝的 Opdivo、默沙东的 Keytruda、赛诺菲的 Libtayo、罗氏的 Tecentriq、阿斯利康的 Imfinzi 及默克的 Bavencio。其中前 3 款为 PD-1 抗体，后 3 款为 PD-L1 抗体。

适应证对比如下。

目前获批的这 6 款产品的适应证并不完全相同，各款药物批准的适应证如表 1.1 所示。

**表 1.1　PD-1/PD-L1 抗体上市药品批准适应证**

| | Opdivo | Keytruda | Libtayo | Tecentriq | Imfinzi | Bavencio |
|---|---|---|---|---|---|---|
| 黑色素瘤 | √ | √ | | | | |
| 非小细胞肺癌 | √ | √ | | √ | √ | |
| 小细胞肺癌 | √ | √ | | √ | | |
| 肾细胞癌 | √ | | | | | √ |
| 霍奇金淋巴瘤 | √ | √ | | | | |
| B 细胞淋巴瘤 | | √ | | | | |
| 头颈细胞癌 | √ | √ | | | | |
| 尿路上皮癌 | √ | | | √ | √ | √ |
| 结直肠癌 | √ | √ | | | | |
| 默克尔细胞癌 | | | | | | √ |
| 肝癌 | √ | | | | | |
| 胃癌 | | √ | | | | |
| 高微卫星不稳定性癌症 | | √ | | | | |
| 食管癌 | | √ | | | | |
| 乳腺癌 | | | | √ | | |
| 皮肤鳞状细胞癌 | | | √ | | | |

Opdivo 和 Keytruda 两款 PD-1 抗体药物已批准用于 10 种癌症的治疗，在适应证的争夺上非常激烈，除了进一步扩大适应证以外，两者也在适用人群上进行竞争，通过与其他药物联合使用来争夺一线治疗药物的地位。

另外 3 款 PD-L1 类药物所获批的适应证较少，仅有 2 ~ 4 个，尚不具备与前两者竞争的实力，目前正在积极地扩展新的适应证。

上市产品的治疗效果对比如下。

5 款 PD-1/PD-L1 上市产品的治疗效果对比如表 1.2 所示。可以看出，各款药物针对的均是晚期或转移癌症患者，因此对大部分肿瘤治疗的客观缓解率（ORR）在 20% ~ 30%，但对个别肿瘤的 ORR 可以达到 50% 以上。

表 1.2　PD-1/PD-L1 抗体部分上市药品疗效

| | PD-1/PD-L1 的临床 ORR 情况 | | | | |
| --- | --- | --- | --- | --- | --- |
| | PD-1 | | PD-L1 | | |
| | Opdivo | Keytruda | Tecentriq | Imfinzi | Bavencio |
| 黑色素瘤 | 42.9% | 34.0% | — | — | — |
| 非小细胞肺癌 | 19.0% | 21.0% | 55.0% | — | — |
| 肾细胞癌 | 21.5% | — | — | — | — |
| 霍奇金淋巴瘤 | 65.0% | 69.0% | — | — | — |
| 头颈细胞癌 | — | 16.0% | — | — | — |
| 尿路上皮癌 | 19.6% | 29.0% | 23.5% | 17.0% | 13.3% |
| 结直肠癌 | 28.0% | 39.6% | — | — | — |
| 默克尔细胞癌 | — | — | — | — | 35.0% |
| 肝癌 | 14.3% | — | — | — | — |
| 胃癌 | | 13.3% | — | — | — |

上市产品的销售额对比如下。

在上市的 6 款药品里，Opdivo 和 Keytruda 的销售额遥遥领先于其余 4 款药物，具体如图 1.4 所示。

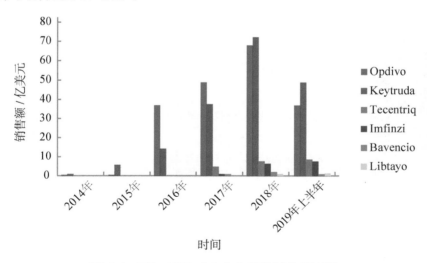

图 1.4　PD-1/PD-L1 上市药品销售额对比

对比 2014—2017 年各药物的销售额比例可知，Opdivo 总销售额所占比例最大，占 50% 以上份额；Keytruda 紧随其次，并随着销售额每年 50% 左右的增长，2018 年成功超越 Opdivo 夺得年度销售冠军地位，这主要得益于

Keytruda 的一线用药适应证较多；其余 4 款药物总销售额占比约 10%。由此可见，Opdivo 和 Keytruda 在市场上占有较大优势，两者竞争极为激烈。

## 1.2.1 百时美施贵宝的 Opdivo（Nivolumab）

［上市时间］2014 年

［剂型］注射液

［给药方式］静脉

［规格］40 mg/4 mL，100 mg/10 mL，240 mg/24 mL

### 1.2.1.1 适应证

Opdivo 是第二个批准上市的 PD-1 抗体，目前已经获批治疗 8 种癌症，具体如表 1.3 所示。

**表 1.3 Opdivo 美国批准适应证**

| | 适应证 | 批准时间 | 用法用量 |
|---|---|---|---|
| 黑色素瘤 | ［二线］BRAF V600 阳性不可切除或转移且对其他药物无应答的晚期黑色素瘤 | 2014/12/22 | 240 mg，每 2 周一次 |
| | ［一线］BRAF V600 野生型不可切除或转移的黑色素瘤 | 2015/11/23 | 240 mg，每 2 周一次 |
| | ［一线］BRAF V600 阳性不可切除或转移的黑色素瘤 | 2016/9/13 | 240 mg，每 2 周一次 |
| | ［一线］联合 ipilimumab 治疗 BRAF V600 野生型，不可切除或转移的黑色素瘤 | 2015/9/30 | 1 mg/kg，每 3 周一次，给药 4 次后，240 mg，每 2 周一次 |
| | ［一线］联合 ipilimumab 治疗 BRAF V600 阳性，不可切除或转移的黑色素瘤 | 2016/5/17 | 1 mg/kg，每 3 周一次，给药 4 次后，240 mg，每 2 周一次 |
| | ［辅助治疗］淋巴结或转移性疾病已经完全切除的黑色素瘤 | 2017/12/20 | 240 mg，每 2 周一次 |
| 非小细胞肺癌 | ［二线］含铂类化疗后进展的鳞状非小细胞肺癌 | 2015/9/30 | 240 mg，每 2 周一次 |
| | ［二线］含铂类化疗后进展的非小细胞肺癌 | 2015/10/9 | 240 mg，每 2 周一次 |
| | ［二线］含铂类化疗后进展的转移性非小细胞肺癌，其中 EGFR 或 ALK 基因突变者，需先接受 FDA 批准的用于该突变的治疗，疾病进展后再使用 | 2015/10/9 | 240 mg，每 2 周一次 |

续表

|  | 适应证 | 批准时间 | 用法用量 |
|---|---|---|---|
| 肾细胞癌 | ［二线］抗血管生成治疗后疾病进展的晚期肾细胞癌 | 2015/11/23 | 240 mg，每 2 周一次 |
| 霍奇金淋巴瘤 | ［二线］自体造血干细胞移植及移植后使用 brentuximab vedotin 出现疾病进展的经典霍奇金淋巴瘤 | 2016/5/17 | 3 mg/kg，每 2 周一次 |
|  | ［四线］包括自体造血干细胞移植在内的 3 种治疗方法无效 | 2017/4/25 | 3 mg/kg，每 2 周一次 |
| 头颈癌 | ［二线］含铂化疗期间或化疗后复发或转移的头颈鳞癌 | 2016/11/10 | 3 mg/kg，每 2 周一次 |
| 尿路上皮癌 | ［二线］局部晚期或转移尿路上皮癌<br>①含铂化疗期间或化疗后疾病进展<br>②新辅助化疗 12 个月后疾病进展或含铂辅助治疗疾病进展 | 2017/2/2 | 240 mg，每 2 周一次 |
| 带 MSI-H 或 dMMR 的结直肠癌 | ［二线］成人及儿童（12 岁以上）经氟嘧啶、奥沙利铂、伊立替康治疗疾病进展的疾病进展的高微卫星不稳定性（MSI-H）或错配修复缺陷（dMMR）转移性结直肠癌 | 2017/7/31 | 240 mg，每 2 周一次 |
| 肝癌 | ［二线］索拉非尼治疗后进展的肝细胞癌 | 2017/9/22 | 240 mg，每 2 周一次 |

#### 1.2.1.2　临床疗效

##### （1）黑色素瘤

1）BRAF V600 野生型和阳性突变不可切除或转移的黑色素瘤

Ⅲ期研究 CheckMate-066 研究结果显示，在 Opdivo 治疗组病情得到缓解的 90 例患者中，有 81% 的患者经历持续缓解；Opdivo 治疗组一年无进展生存率和两年无进展生存率分别为 44.3% 和 39.2%。具体数据如表 1.4 所示。

表 1.4　CheckMate-066 临床数据（BRAF V600 野生型）

| 项目 | Opdivo vs 达卡巴嗪（DTIC） |
|---|---|
| 总生存期（OS） | 尚未获得 vs 11.2 个月 |
| 一年存活率 | 70.7% vs 46.3% |
| 两年存活率 | 57.7% vs 26.7% |
| 客观缓解率（ORR） | 42.9% vs 14.1% |
| 完全缓解率（CR） | 11% vs 1% |
| 中位无进展生存期（中位 PFS） | 5.4 个月 vs 2.2 个月 |

Ⅲ期 CheckMate-067 研究结果显示，与 Yervoy 单药治疗组相比 Opdivo 单药治疗组无进展生存期（PFS）得到了统计学意义的显著延长，病情进展风险显著降低 58%。具体数据如表 1.5 所示。

表 1.5　CheckMate-067 临床数据（BRAF V600 阳性突变）

| 项目 | Opdivo vs Yervoy |
| --- | --- |
| 中位 PFS | 6.9 个月 vs 2.8 个月 |
| 部分缓解率（PR） | 31% vs 12% |
| 完全缓解率（CR） | 8.5% vs 1.9% |

2）联合 ipilimumab 治疗不可切除或转移的黑色素瘤

Ⅲ期研究结果显示，与 Yervoy（ipilimumab）单药治疗组相比，Opdivo+Yervoy 组合治疗组和 Opdivo 单药治疗组无进展生存期（PFS）得到了统计学意义的显著延长，病情进展风险显著降低 43%。另外，Opdivo+Yervoy 方案也表现出更长的持续缓解时间，76% 的患者经历至少 6 个月的持续缓解，而 Opdivo 单药组及 Yervoy 单药组仅为 74% 和 63%，具体数据如表 1.6 所示。

表 1.6　CheckMate-067 临床数据

| 项目 | Opdivo+Yervoy vs Opdivo vs Yervoy |
| --- | --- |
| 中位 PFS | 11.5 个月 vs 6.9 个月 vs 2.8 个月 |
| 客观缓解率（ORR） | 50% vs 40% vs 14% |
| 部分缓解率（PR） | 41% vs 31% vs 12% |
| 完全缓解率（CR） | 8.9% vs 8.5% vs 1.9% |

Ⅱ期研究 CheckMate-069 数据显示，针对 BRAF V600 野生型晚期黑色素瘤，中位无进展生存期（PFS）数据尚未获得。针对 BRAF V600 突变型黑色素瘤，Opdivo+Yervoy 方案疾病恶化或死亡风险降低 60%。此外，客观缓解率（ORR）独立于 PD-L1 状态：PD-L1 阳性肿瘤中 ORR 为 58%，PD-L1 阴性肿瘤中 ORR 为 55%。该研究中，安全性与既往评估 Opdivo+Yervoy 方案的相关研究一致，主要包括 3～4 级结肠炎（17%）、腹泻（11%）、丙氨酸转氨酶升高（11%），具体数据如表 1.7 所示。

表 1.7　CheckMate-069 临床数据

| 类型 | 项目 | Opdivo+Yervoy vs Yervoy |
|---|---|---|
| BRAF V600 野生型 | 客观缓解率（ORR） | 61% vs 11% |
| | 完全缓解率（CR） | 22% vs 0 |
| BRAF V600 突变型 | 中位 PFS | 8.5 个月 vs 2.7 个月 |

3）辅助治疗

Ⅲ期研究 CheckMate-238 数据显示，与 Yervoy 治疗相比，Opdivo 治疗能显著延长无复发生存率（RFS）达 35%。其中，Opdivo 组的 18 个月无复发生存率为 66.4%，Yervoy 组的数据为 52.7%。

**（2）非小细胞肺癌**

1）含铂类化疗后进展的鳞状非小细胞肺癌

Ⅲ期临床研究 CheckMate-017 结果证实，Opdivo 与多西他赛相比使患者有明显更好的总生存期（OS），死亡风险下降 41%。不管 PD-L1 是否有表达，这种受益均能观察到。Opdivo 用药患者与多西他赛用药患者相比，预计的一年生存率几乎加倍。Opdivo 用药组，平均总生存期为 9.2 个月，多西他赛用药组为 6 个月。

Ⅱ期临床研究 CheckMate-063 结果证实，客观缓解率为 14.5%，预计一年生存率为 40.8%，平均总生存期为 8.2 个月。

2）含铂类化疗后进展的非小细胞肺癌

CheckMate-057 的数据显示，与多西他赛相比，Opdivo 在总生存期（OS）方面表现出优越性，死亡风险降低 27%。安全性方面，Opdivo 在 CheckMate-057 研究中与先前的研究中保持一致，其他数据如表 1.8 所示。

表 1.8　CheckMate-057 临床数据

| 项目 | Opdivo vs 多西他赛 |
|---|---|
| 中位生存期（中位 OS） | 12.2 个月 vs 9.4 个月 |
| 一年生存率 | 51% vs 39% |
| 总缓解率（OR） | 19% vs 12% |
| 中位缓解持续时间（DOR） | 17.2 个月 vs 5.6 个月 |

**（3）肾细胞癌**

Ⅲ期研究 CheckMate-025 的积极数据显示，与诺华抗癌药 Afinitor（Everolimus，依维莫司）相比，Opdivo 显著延长了患者的总生存期（中位 OS：25 个月 vs 19.6 个月），且 OS 收益独立于 PD-L1 的表达状态。除了延长总生存期，Opdivo 在总缓解率（OR：21.5% vs 3.9%）、缓解持续时间（中位 DOR：23.0 个月 vs 13.7 个月）也表现出了相对于 Afinitor 的显著优越性。该研究中，Opdivo 的安全性与此前的研究一致。

**（4）霍奇金淋巴瘤**

Ⅱ期 CheckMate-205 研究和 Ⅰ 期 CheckMate-039 研究的总缓解率数据的合并分析显示，Opdivo 治疗客观缓解率达 65%，完全缓解率为 7%，部分缓解率为 58%。实现缓解的患者中，缓解持续中位时间为 8.7 个月。

**（5）头颈癌**

Ⅲ期临床研究 CheckMate-141 数据表明，与对照组（西妥昔单抗/甲氨蝶呤/多西他赛）相比，Opdivo 治疗组在总生存期（OS）方面表现出显著优越性（中位 OS：7.5 个月 vs 5.1 个月）、死亡风险显著降低 30%。

**（6）尿路上皮癌**

Ⅱ期临床研究 CheckMate-275 数据显示，患者接受 Opdivo 治疗后，确认的客观缓解率（ORR）为 19.6%、完全缓解率（CR）为 2.6%、部分缓解率（PR）为 17%；研究中，在 PD-L1 表达组和不表达组均观察到了缓解，PD-L1 表达水平较高的患者中观察到了较高的 ORR 和 CR，具体为：PD-L1 表达 ≥ 1% 组，ORR 为 25.0%，CR 为 4.8%；PD-L1 表达 < 1% 组，ORR 为 15.1%，CR 为 0.7%。

最常见的不良反应包括疲劳、骨骼肌疼痛、恶心、食欲下降。总体上，Opdivo 治疗相关不良事件导致的停药率为 17%，发生 4 例治疗相关死亡病例。

**（7）结直肠癌**

Ⅱ期临床研究 CheckMate-142 结果显示，在既往接受过氟尿嘧啶、奥沙利铂和伊立替康治疗的 dMMR 或 MSI-H mCRC 患者中，Opdivo 治疗 ORR

为 28%，完全缓解率为 1.9%，部分缓解率为 26%。在所有入组的患者中，对 Opdivo 的治疗反应率为 32%；完全缓解率为 2.7%，部分缓解率为 30%。

**（8）肝癌**

Ⅰ/Ⅱ 期临床试验 CheckMate-040 结果显示，14.3% 的患者在 Opdivo 治疗后缓解，完全缓解率为 1.9%，部分缓解率为 12.3%。在所有缓解的患者中，实现缓解的中位时间为 2.8 个月，缓解持续时间为 3.2 ～ 38.2 个月，91% 的患者缓解时间达 6 个月或更长，55% 的患者缓解时间达 12 个月或更长。

### 1.2.1.3　销售额

Opdivo 自 2014 年上市以来，销售额整体呈上升趋势；自 2016 年第四季度以后，每个季度的销售额维持在 12 亿美元左右，具体如图 1.5 所示。

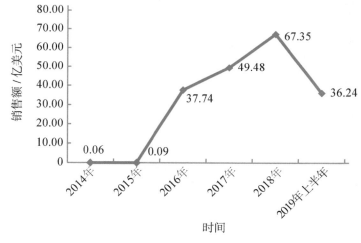

**图 1.5　Opdivo 的年度销售额**

### 1.2.1.4　评价

在适应证的争夺上 Opdivo 可为速度之快，率先获得了 8 个适应证，但是与 Keytruda 的较量主要是非小细胞肺癌这一市场。然而遗憾的是，目前 Opdivo 尚未获得一线治疗的批准，而其主要竞争对手 Keytruda 联合化疗已经获得 FDA 批准用于一线治疗，这将会对 Opdivo 的市场有着不小的冲击。当然，百时美施贵宝也在积极开展 Opdivo 的联合疗法，来寻求一线治疗非小细胞肺癌的批准。

## 1.2.2 默沙东的 Keytruda（Pembrolizumab）

［上市时间］2014 年

［剂型］注射液和冻干粉

［给药方式］静脉

［规格］50 mg/ 瓶，100 mg/4 mL

### 1.2.2.1 适应证

Keytruda 是第一个上市的 PD-1 抗体，在适应证的争夺上与 Opdivo 进行激烈的竞争，目前获批了 7 种肿瘤的治疗，具体如表 1.9 所示。

表 1.9 Keytruda 美国批准适应证

| | 适应证 | 批准时间 | 用法用量 |
|---|---|---|---|
| 黑色素瘤 | ［二线］ipilimumab 治疗后进展的不可切除或转移的晚期黑色素瘤 | 2014/9/4 | 200 mg，每 3 周一次 |
| | ［一线］不可切除或转移的黑色素瘤 | 2015/12/18 | 200 mg，每 3 周一次 |
| 非小细胞肺癌 | ［二线］含铂类化疗期间或化疗后疾病进展的 PD-L1 表达 TPS ≥ 50% 的转移性 NSCLC。其中 EGFR 或 ALK 基因突变者，需先接受 FDA 批准的用于该突变的治疗，疾病进展后再使用 | 2015/10/2 | 200 mg，每 3 周一次 |
| | ［一线］PD-L1 表达 TPS ≥ 50% 的转移性 NSCLC，且无 EGFR 或 ALK 基因突变 | 2016/10/24 | 200 mg，每 3 周一次 |
| | ［二线］含铂类化疗期间或化疗后疾病进展的 PD-L1 表达 TPS ≥ 1% 的转移性 NSCLC。其中 EGFR 或 ALK 基因突变者，需先接受 FDA 批准的用于该突变的治疗，疾病进展后再使用 | 2016/10/24 | 200 mg，每 3 周一次 |
| | ［一线］联合培美曲塞或卡铂治疗转移性非鳞状非小细胞肺癌 | 2017/5/10 | 200 mg，每 3 周一次 |
| 头颈癌 | ［二线］含铂化疗期间或化疗后复发或转移的头颈鳞癌 | 2016/8/5 | 200 mg，每 3 周一次 |
| 霍奇金淋巴瘤 | ［一线、四线］成人和小儿难治性经典霍奇金淋巴瘤，或接受过 3 种或 3 种以上方案治疗后复发的经典霍奇金淋巴瘤 | 2017/3/14 | 成人：200 mg，每 3 周一次 儿童：2 mg/kg（最大 200 mg），每 3 周一次 |

续表

| | 适应证 | 批准时间 | 用法用量 |
|---|---|---|---|
| 尿路上皮癌 | ［一线］不能使用含铂化疗的 | 2017/5/18 | 200 mg，每 3 周一次 |
| | ［二线］含铂化疗期间或化疗后疾病进展的，化疗 12 个月后疾病进展或含铂辅助治疗疾病进展，或新辅助化疗 12 个月后疾病进展或含铂辅助治疗疾病进展的 | 2017/5/18 | 200 mg，每 3 周一次 |
| 带 MSI-H 或 dMMR 的结直肠癌 | ［二线］成人及儿童不可切除的高微卫星不稳定性（MSI-H）或错配修复缺陷（dMMR）转移性结直肠癌<br>①之前疗法进展的实体瘤<br>②经氟嘧啶、奥沙利铂、伊立替康治疗疾病进展的 | 2017/5/23 | 成人：200 mg，每 3 周一次<br>儿童：2 mg/kg（最大 200 mg），每 3 周一次 |
| 胃癌 | ［三线］复发性局部晚期或转移性胃癌或胃食管结合腺癌，其肿瘤表达 PD-L1（CPS ≥ 1），且经两种或以上疗法进展，这些疗法包括含氟嘧啶和铂类化疗、HER2 靶向疗法 | 2017/9/22 | 200 mg，每 3 周一次 |

### 1.2.2.2　临床疗效

#### （1）黑色素瘤

Ⅲ期研究 KEYNOTE-006 的数据显示，与 Yervoy 相比，Keytruda 10 mg/kg，每 2 周一次治疗使患者死亡风险显著降低 37%；Keytruda 10 mg/kg，每 3 周一次治疗使患者死亡风险显著降低 31%，疾病进展或死亡风险显著降低 42%。94 例患者实现客观缓解，缓解持续时间为 1.4～8.2 个月；91 例患者实现客观缓解，缓解持续时间为 1.4～8.1 个月，具体数据如表 1.10 所示。

表 1.10　KEYNOTE-006 临床数据

| 项目 | Keytruda（10 mg/kg，每 2 周一次） | Keytruda（10 mg/kg，每 3 周一次） | Yervoy（3 mg/kg，每 3 周一次） |
|---|---|---|---|
| 中位无进展生存期（中位 PFS） | 5.5 个月 | 4.1 个月 | 2.8 个月 |
| 总缓解率（OR） | 34% | 33% | 12% |
| 部分缓解率（PR） | 29% | 27% | 10% |
| 完全缓解率（CR） | 5% | 6% | 1% |

**（2）非小细胞肺癌**

1）二线治疗铂化疗进展的 PD-L1 表达 TPS ≥ 1% 的转移性 NSCLC

KEYNOTE-010 的临床数据显示，Keytruda 2 mg/kg、10 mg/kg 及多西他赛组的 OS 分别为 10.4 个月、12.7 个月和 8.5 个月。在 PD-L1 高表达的患者中，Keytruda 2 mg/kg、10 mg/kg 及多西他赛组的 OS 分别为 14.9 个月、17.3 个月和 8.2 个月。

2）单药一线治疗（TPS ≥ 50%）

Ⅲ期临床 KEYNOTE-024 数据显示，与标准的含铂化疗相比，使用 Keytruda 的患者其无进展生存期与总体生存率都得到了显著改善，分别达到了主要与次要临床终点。

3）联合疗法一线治疗

KEYNOTE-021 研究数据显示，Keytruda+pem/carbo 联合治疗组效果显著好于化疗组，具体数据如表 1.11 所示。安全性方面，Keytruda 治疗相关的免疫介导不良反应包括肺炎、肠炎、肝炎、肾炎及内分泌疾病的发生。

表 1.11　KEYNOTE-021 临床数据

| 项目 | Keytruda+pem/carbo vs pem/carbo |
| --- | --- |
| 客观缓解率（ORR） | 55% vs 29% |
| 缓解持续时间（DOR） | 93% vs 81% |
| 无进展生存期（PFS） | 13.0 个月 vs 8.9 个月 |

**（3）头颈部鳞状细胞癌**

KEYNOTE-012 研究的数据显示，Keytruda 单药治疗（2 mg/kg，每 3 周一次）的客观缓解率为 16%，完全缓解率为 5%；实现缓解的患者中，缓解持续时间 ≥ 6 个月的患者比例为 82%。

**（4）霍奇金淋巴瘤**

KEYNOTE-087 中位随访 9.4 个月的数据显示，采用 Keytruda 治疗的总缓解率为 69%，其中完全缓解率为 22%、部分缓解率为 47%。在病情实现缓解的 145 例患者中，中位缓解持续时间为 11.1 个月。

### （5）尿路上皮癌

1）一线治疗

Ⅱ期临床研究 KEYNOTE-052 的数据显示，Keytruda 用于一线治疗的客观缓解率为 29%，完全缓解率为 7%，部分缓解率为 22%。最常见的不良反应包括疲劳、骨骼肌疼痛、胃口下降、便秘、皮疹和腹泻。

2）二线治疗

Ⅲ期临床研究 KEYNOTE-045 的数据显示，与化疗相比，Keytruda 使死亡风险降低了 27%。具体数据如表 1.12 所示。安全性方面，Keytruda 治疗组因不良反应导致的停药率为 8%。与化疗组相比，Keytruda 治疗组最常见的不良反应包括疲劳、肌肉骨骼疼痛、皮肤瘙痒、食欲下降、恶心和皮疹。

表 1.12　KEYNOTE-045 临床数据

| 项目 | Keytruda vs 化疗组 |
| --- | --- |
| 中位总生存期 | 10.3 个月 vs 7.4 个月 |
| 一年生存率 | 43.9% vs 30.7% |
| 无进展生存期（PFS） | 2.1 个月 vs 3.3 个月 |
| 客观缓解率 | 21% vs 11% |
| 完全缓解率 | 7% vs 3% |
| 部分缓解率 | 14% vs 8% |
| 缓解持续时间（DOR） | 尚未达到 vs 4.3 个月 |

### （6）带 MSI-H 或 dMMR 的结直肠癌

相关 5 项临床试验结果显示，结直肠癌患者总体响应率为 36%。

### （7）胃癌

KEYNOTE-059 的临床试验结果显示，在肿瘤明显表达 PD-L1 的患者群体内，Keytruda 治疗的总体缓解率达到了 13.3%，其中完全缓解率为 1.4%，部分缓解率为 11.9%。

### 1.2.2.3　销售额

Keytruda 自上市以来销售额持续增长，2018 年增长率高于前 3 年，具体如图 1.6 所示。

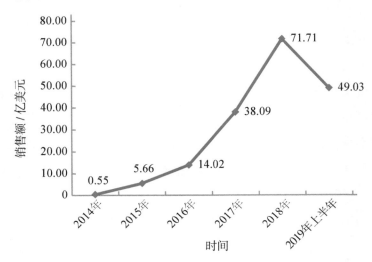

图 1.6　Keytruda 的年度销售额

### 1.2.2.4　评价

目前，Keytruda 已经获批用于治疗 7 种癌症，绝大部分与 Opdivo 相同。而在非小细胞肺癌这一领域中，在与 Opdivo 的争夺上，Keytruda 可谓大获全胜，势必会对 Opdivo 的市场产生一定的影响。但是就 PD-1/PD-L1 各药物的销售额比例来看，Keytruda 与 Opdivo 的竞争仍然异常激烈。

## 1.2.3　罗氏的 Tecentriq（Atezolizumab）

［上市时间］2016 年

［剂型］注射液

［给药方式］静脉

［规格］1200 mg/20 mL

### 1.2.3.1　适应证

Tecentriq 是第一个上市的 PD-L1 抗体，目前已获批用于治疗 2 种癌症，具体如表 1.13 所示。

表 1.13　Tecentriq 美国批准适应证

| 适应证 | | 批准时间 | 用法用量 |
|---|---|---|---|
| 尿路上皮癌 | ［二线］接受含铂化疗治疗期间或治疗后病情进展的局部晚期或转移性尿路上皮癌<br>［二线］手术前（新辅助治疗，neoadjuvant）或手术后（辅助治疗，adjuvant）接受含铂化疗 12 个月内病情恶化的局部晚期或转移性尿路上皮癌 | 2016/5/18 | 1200 mg，每 3 周一次 |
| | ［一线］不适合顺铂化疗的局部晚期或转移性尿路上皮癌 | 2017/4/17 | 1200 mg，每 3 周一次 |
| 非小细胞肺癌 | ［二线］接受含铂化疗治疗期间或治疗后病情进展及接受靶向疗法（若肿瘤中存在 EGFR 或 ALK 基因异常）治疗失败的转移性非小细胞肺癌 | 2017/4/17 | 1200 mg，每 3 周一次 |

### 1.2.3.2　临床疗效

#### （1）尿路上皮癌

1）二线治疗

此次加速批准基于一项单组Ⅱ期临床研究。数据显示，接受 Tecentriq 治疗后，14.8% 的患者部分缓解，缓解持续时间从 2.1 个月至超过 13.8 个月。PD-L1 阳性患者中，26% 患者实现缓解；PD-L1 阴性患者中，仅有 9.5% 患者实现缓解。

2）一线治疗

Ⅱ期临床研究 IMvigor210 数据显示，Tecentriq 治疗的客观缓解率为 23.5%，完全缓解率为 6.7%，部分缓解率为 16.8%；在实现缓解的患者中，中位缓解持续时间（中位 DOR）尚未达到。

#### （2）非小细胞肺癌

Ⅲ期 OAK 研究的数据显示，与多西他赛化疗相比，Tecentriq 使总生存期显著延长了 4.2 个月（中位 OS：13.8 个月 vs 9.6 个月）。与多西他赛化疗组相比，Tecentriq 治疗组总生存期显著延长了 2.9 个月（中位 OS：12.6 个月 vs 9.7 个月），中位缓解持续时间显著延长（中位 DOR：18.6 个月 vs 7.2 个月）。

### 1.2.3.3　销售额

　　Tecentriq 从上市以来，销售额虽然在增长，但是由于获批的适应证有限，目前还竞争不过前两个上市的 PD-1 抗体，具体如图 1.7 所示。

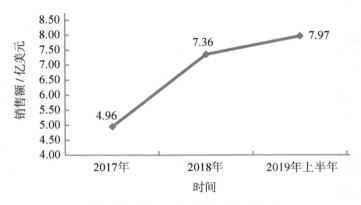

**图 1.7　Tecentriq 的年度销售额**

### 1.2.3.4　评价

　　目前，Tecentriq 只批准适用于 2 种癌症。对于一线治疗尿路上皮癌来说，其主要的竞争对手是 Keytruda，其他相关药物只批准了二线治疗。而对于非小细胞肺癌这一适应证来说，目前只是二线治疗，用于接受过化疗和 EGFR/ALK 阳性的患者；这部分患者可以使用 EGFR/ALK 的靶向药物，如 Iressa/ 辉瑞的 Xalkori 进行治疗。因此，Tecentriq 目前的竞争力不强，需要继续扩展新的适应证，并且要积极地开展与其他药物联用的临床试验。

## 1.2.4　阿斯利康的 Imfinzi（Durvalumab）

　　［上市时间］2017 年

　　［剂型］注射液

　　［给药方式］静脉

　　［规格］120 mg /2.4 mL，500 mg /10 mL

### 1.2.4.1　适应证

　　Imfinzi 是第二个上市的 PD-L1 抗体，目前获批的适应证如表 1.14 所示。

表 1.14　Imfinzi 美国批准适应证

| 适应证 | | 批准时间 | 用法用量 |
|---|---|---|---|
| 尿路上皮癌 | ［二线］接受含铂化疗治疗期间或治疗后病情进展的局部晚期或转移性尿路上皮癌<br>［二线］手术前（新辅助治疗，neoadjuvant）或手术后（辅助治疗，adjuvant）接受含铂化疗治疗 12 个月内病情恶化的局部晚期或转移性尿路上皮癌 | 2017/5/1 | 10 mg／kg，每 2 周一次 |

#### 1.2.4.2　临床疗效

此次批准，主要是基于 Imfinzi 治疗后，总体的客观缓解率达到了 17%，在 PD-L1 阳性表达的患者中，总体缓解率为 26.3%。

#### 1.2.4.3　销售额

Imfinzi 由于获批的适应证有限，销售额也不算突出，具体如图 1.8 所示。

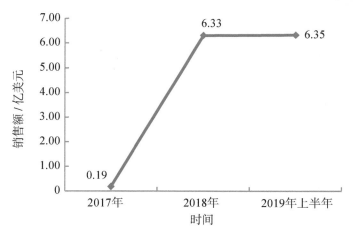

图 1.8　Imfinzi 的年度销售额

#### 1.2.4.4　评价

就目前公布的结果来看，Imfinzi 对于非小细胞肺癌适用患者的选择还是有一定亮点的。对于非小细胞肺癌这一适应证来说，无论是一线还是二线治疗，Opdivo 和 Keytruda 所针对的人群都是四期转移人群，而 Imfinzi 所针对的人群是三期肺癌患者。多数肺癌患者诊断时已是三期以上，所以三期肺癌患者并不多。在欧美主要市场有 10 万名患者，其中 50% 是无法手术的。虽然这个市场和四期二线市场人数接近，但用药时间比转移人群长3倍。

现在批准的肺癌 PD-1 药物都用于四期转移人群，虽然其他 PD-1 也在做维持疗法，但估计阿斯利康领先其他对手 2～3 年。专家估计这个适应证可以为阿斯利康带来每年 20 亿元销售。如果早期筛查技术能增加三期肺癌检出率，市场可能会扩大。当然，OS 数据的质量可能会对审批产生更大影响。因此，如果这一适应证获批，很可能成为 Imfinzi 最具有竞争力的适应证。

## 1.2.5  默克的 Bavencio（Avelumab）

［上市时间］2017 年

［剂型］注射液

［给药方式］静脉

［规格］200 mg /10 mL

### 1.2.5.1  适应证

Bavencio 目前获批的适应证如表 1.15 所示。

表 1.15  Bavencio 美国批准适应证

| | 适应证 | 批准时间 | 用法用量 |
| --- | --- | --- | --- |
| Merkel 细胞癌 | ［一线］转移性 Merkel 细胞癌的成人和 12 周岁以上儿童 | 2017/3/23 | 10 mg/kg，每 2 周一次 |
| 尿路上皮癌 | ［二线］接受含铂化疗期间或治疗后病情进展的局部晚期或转移性尿路上皮癌 | 2017/10/12 | 10 mg/kg，每 2 周一次 |
| | ［二线］手术前（新辅助治疗，neoadjuvant）或手术后（辅助治疗，adjuvant）接受含铂化疗治疗 12 个月内病情恶化的局部晚期或转移性尿路上皮癌 | 2017/10/12 | 10 mg/kg，每 2 周一次 |

### 1.2.5.2　临床疗效

（1） Merkel 细胞癌

JAVELIN Merkel 200 数据表明，总应答率为 33%，其中 11% 为完全缓解，22% 为部分缓解。产生应答的患者中，有 86% 可持续 6 个月以上，45% 可持续 12 个月以上，应答持续期为 2.8～23.3 个月。

（2） 尿路上皮癌

此次批准基于的数据证实，总有效率为 13.3%，至少被随访 6 个月的患者中，证实的总有效率为 16.1%。平均缓解时间是 2.0 个月。至少被随访 13 周或 6 个月的患者中，平均持续缓解时间尚未有结果，但两组该值的范围是 1.4+～17.4+ 个月。

### 1.2.5.3　销售额

Bavencio 同样是上市时间短，获批适应证较少，销售额也不高，具体如图 1.9 所示。

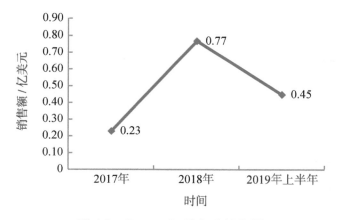

**图 1.9　Bavencio 的年度销售额**

### 1.2.5.4　评价

目前，Bavencio 只批准了 2 种癌症的治疗，但是作为全球首个治疗转移性默克尔细胞癌（MCC）的 PD-L1 抗体，在这一市场具有独占性。默克尔细胞癌是一种罕见病，使用人数有限，还需要进一步拓展适应证。

### 1.2.6 赛诺菲和再生元的 Libtayo（Cemiplimab-rwlc）

　　［上市时间］2018 年

　　［剂型］注射液

　　［给药方式］静脉

　　［规格］350 mg / 7 mL

#### 1.2.6.1　适应证

　　Libtayo 目前获批的适应证如表 1.16 所示。

**表 1.16　Libtayo 美国批准适应证**

|  | 适应证 | 批准时间 | 用法用量 |
| --- | --- | --- | --- |
| 皮肤鳞状细胞癌 | 转移性皮肤鳞状细胞癌（CSCC）患者，或不能接受根治性手术或放疗的局部晚期 CSCC 患者 | 2018/9/29 | — |

#### 1.2.6.2　临床疗效

　　根据临床 Ⅱ 期试验 EMPOWER-CSCC-1（项目编号 1540）的数据及 Ⅰ 期试验（项目编号 1423）的 2 个晚期 CSCC 扩展队列的综合分析：患者总数为 108 例，其中 75 例为转移性 CSCC 患者、33 例为局部晚期 CSCC 患者。所有患者的中位随访时间为 8.9 个月，整体反应率为 47%，完全反应率为 4%，部分反应率为 44%。反应持续时间从 1 个月到超过 15 个月不等，61% 患者的反应持续时间达 6 个月及以上。

#### 1.2.6.3　销售额

　　Libtayo 2018 年销售额为 0.15 亿美元，2019 年上半年的销售额为 0.68 亿美元。

#### 1.2.6.4　评价

　　CSCC 是第二常见的皮肤癌，大多数 CSCC 患者可以通过手术切除来治愈，但是少数患者的癌症会进入晚期，不再对局部疗法产生反应。手术和放疗没有效果，是使用 Libtayo 的适应证。据了解，这是全球首个也是唯一一个获批专门治疗晚期 CSCC 的药物，同时也是上市的第三款 PD-1、第六款 PD-1/PD-L1 免疫抑制剂。

## 1.3　国内 PD-1/PD-L1 的相关产品

　　国内 PD-1/PD-L1 药物产业虽然起步较晚，但是借助后发优势和政策引导，目前已有几十家企业参与竞争，具体如表 1.17 所示。

**表 1.17　国内 PD-1/PD-L1 抗体药物的研发情况**

| 靶点 | 生产厂家 | 名称 | 受理 / 上市时间 | 研发阶段 |
|---|---|---|---|---|
| PD-1 | 恒瑞医药 | 卡瑞利珠单抗 | 2019/5 | 上市 |
| | 信达生物 | 信迪利单抗 | 2018/12 | 上市 |
| | 君实生物 | 特瑞普利单抗 | 2018/12 | 上市 |
| | 百济神州 | BGB-A317 | 2015/11 | 上市申请 |
| | 复宏汉霖 | 重组抗 PD-1 人源化单克隆抗体注射液（HLX10） | 2017/8 | Ⅲ期 |
| | 康方生物 | AK105 注射液 | 2017/8 | Ⅱ/Ⅲ期 |
| | 誉衡药业 | GLS-010 | 2016/6 | Ⅱ期 |
| | 嘉和生物 | 杰瑞单抗注射液（GB226） | 2016/1 | Ⅱ期 |
| | 丽珠制药 | 注射用重组人源化抗 PD-1 单克隆抗体 | 2017/4 | Ⅰ期 |
| | 百奥泰生物 | 重组人源化抗 PD-1 单克隆抗体注射液 | 2017/1 | Ⅰ期 |
| | 安科生物 | SSI-361 | — | 临床前 |
| | 东方百泰 | JY034 | — | 临床前 |
| | 众生药业 | — | — | 临床前 |
| PD-L1 | 康宁杰瑞 | 重组人源化 PD-L1 单域抗体 Fc 融合蛋白注射液（KN035） | 2016/5 | Ⅱ/Ⅲ期 |
| | 恒瑞医药 | SHR1316 | 2017/2 | Ⅲ期 |
| | 正大天晴 | TQB2450 | 2017/5 | Ⅰ/Ⅱ期 |
| | 科伦药业 | KL-A167 | 2017/4 | Ⅰ/Ⅱ期 |
| | 基石药业 | 重组抗 PD-L1 全人单克隆抗体注射液（CS1001） | 2016/10 | Ⅲ期 |
| | 君实生物 | JS003 | — | 临床前 |
| | 东诚药业 | — | — | 临床前 |
| | 精华制药 | — | — | 临床前 |
| | 众生药业 | — | — | 临床前 |
| | 康方生物 | AK106 | — | 临床前 |
| | 复宏汉霖 | HLX-09 | — | 临床前 |
| | 海正药业 | — | — | 临床前 |

## 1.3.1    国内 PD-1 相关产品

### 1.3.1.1    恒瑞医药卡瑞利珠单抗

卡瑞利珠单抗是 PD-1 单抗，首个获得 WHO 非专利药物名的国产单抗药物，用于至少经过二线系统化疗的复发或难治性经典型霍奇金淋巴瘤患者的治疗。

在 ASCO2017 上发表的治疗实体瘤的 I 期临床试验表明，29 例食管鳞状细胞癌 ORR 为 34.48%；8 例胃癌 ORR 为 37.50%；3 例肺癌中 1 例应答；3 例鼻咽癌中 1 例应答；3 例肝细胞癌中 1 例应答；3 例结直肠癌中 1 例应答，1 例膀胱癌应答。总应答率为 31.0%，疾病控制率为 46.5%。

目前，恒瑞正在进行多种适应证的开发，具体的研发情况如表 1.18 所示。

合作方面，2015 年 9 月与 Incyte 公司达成协议，Incyte 将获得 SHR-1210 的海外独家研发和销售权，恒瑞则至少能获得 7.95 亿美元的收益。

### 1.3.1.2    信达生物信迪利单抗

信迪利单抗于 2018 年 12 月上市用于至少经过二线系统化疗的复发或难治性经典型霍奇金淋巴瘤的治疗，其他适应证的研发情况如表 1.19 所示。

合作方面，2015 年 3 月信达生物将 IBI308 的海外市场授权给礼来公司，获得收益达 23 亿美元，其中首付 5600 万美元。

### 1.3.1.3    百济神州 BGB-A317

百济神州是首个赴美上市的中国创业型生物制药企业，并在 ASCO2017 上公布了在研药物 BGB-A317 联合 PARP 抑制剂 BGB-290 治疗实体瘤的 I 期临床试验，38 例患者中 16 例观察到肿瘤负荷减少，7 例患者实现部分应答（5 例卵巢癌、1 例子宫癌、1 例胰腺癌），1 例卵巢癌患者实现完全应答，另外有 6 例患者实现疾病稳定 6 个月以上。3 级以上免疫不良反应包括 1 例下垂体炎、2 例肝炎。

目前，BGB-A317 已申请上市，具体的研发情况如表 1.20 所示。

表 1.18　恒瑞医药卡瑞利珠单抗的研发情况

| 登记号 | 试验题目 | 适应证 | 试验状态 | 试验分期 | 试验机构 | 登记日期 |
|---|---|---|---|---|---|---|
| CTR20191073 | SHR-1210 联合 FOLFOX4 对比安慰剂联合 FOLFOX4 一线治疗晚期 HCC 患者Ⅲ期临床研究 | 晚期肝细胞癌 | 进行中（招募中） | Ⅲ期 | 中国人民解放军第八一医院 | 2019/6/6 |
| CTR20190113 | 卡瑞利珠单抗＋阿帕替尼治疗 KRAS 突变非鳞非小细胞肺癌 | Ⅳ期 KRAS 突变非鳞非小细胞肺癌 | 进行中（尚未招募） | Ⅱ期 | 上海市胸科医院 | 2019/2/13 |
| CTR20190072 | PD-1 抗体 SHR-1210 治疗胃癌或胃食管交界处癌Ⅲ期临床研究 | 胃癌或胃食管交界处癌 | 进行中（招募中） | Ⅲ期 | 北京肿瘤医院 | 2019/1/24 |
| CTR20182528 | SHR-1210 联合阿帕替尼对比索拉非尼一线治疗晚期肝癌临床研究 | 晚期肝细胞癌 | 进行中（招募中） | Ⅲ期 | 中国人民解放军第八一医院 | 2019/1/3 |
| CTR20182528 | SHR-1210 联合阿帕替尼对比索拉非尼一线治疗晚期肝癌临床研究 | 晚期肝细胞癌 | 进行中（招募中） | Ⅲ期 | 中国人民解放军第八一医院 | 2019/1/3 |
| CTR20181864 | 卡瑞利珠单抗或安慰剂联合化疗治疗晚期鼻咽癌Ⅲ期研究 | 复发或转移性鼻咽癌 | 进行中（尚未招募） | Ⅲ期 | 中山大学附属肿瘤医院 | 2018/10/22 |
| CTR20181785 | SHR-1210 联合甲磺酸阿帕替尼治疗软组织肉瘤的Ⅱ期临床研究 | 软组织肉瘤 | 进行中（招募中） | Ⅱ期 | 上海市第六人民医院 | 2018/10/26 |
| CTR20181718 | SHR-1210 联合化疗一线治疗晚期食管癌Ⅲ期临床研究 | 晚期食管癌 | 进行中（招募中） | Ⅲ期 | 中山大学附属肿瘤医院 | 2018/9/25 |
| CTR20181657 | SHR-1210 联合 BP102 治疗非小细胞肺癌的Ⅱ期研究 | 非小细胞肺癌 | 进行中（尚未招募） | Ⅱ期 | 浙江省肿瘤医院 | 2018/9/17 |

续表

| 登记号 | 试验题目 | 适应证 | 试验状态 | 试验分期 | 试验机构 | 登记日期 |
|---|---|---|---|---|---|---|
| CTR20181611 | 卡瑞利珠单抗一线治疗肺鳞癌的 III 期临床研究 | IV 期鳞状非小细胞肺癌 | 进行中（招募中） | III 期 | 同济大学附属上海市肺科医院 | 2018/9/13 |
| CTR20181423 | PD-1 抗体联合贝伐单抗和 XELOX 治疗转移性结直肠癌的 II 期研究 | 转移性结直肠癌 | 进行中（招募中） | II 期 | 中山大学附属肿瘤医院 | 2018/8/20 |
| CTR20181039 | SHR-1210 联合 FOLFOX4 对比标准疗法一线治疗晚期 HCC 患者 III 期临床研究 | 晚期肝细胞癌 | 主动暂停 | III 期 | 中国人民解放军第八一医院 | 2018/7/10 |
| CTR20180865 | 评价 PD-1 抗体治疗鼻咽癌患者的有效性和安全性研究 | 经二线及以上化疗失败的复发或转移的鼻咽癌患者 | 进行中（招募中） | II 期 | 中山大学附属肿瘤医院 | 2018/6/15 |
| CTR20180318 | PD-1 抗体 SHR-1210 治疗胃癌或胃食管交界处癌临床研究 | 胃癌或胃食管交界处癌 | 进行中（招募完成） | II 期 | 北京肿瘤医院 | 2018/3/29 |
| CTR20180270 | SHR-1210 联合阿帕替尼治疗晚期肝细胞癌 II 期临床试验 | 肝细胞癌 | 进行中（招募中） | II 期 | 中国人民解放军军事医学科学院附属医院 | 2018/3/15 |
| CTR20180077 | SHR1210 联合艾坦治疗小细胞肺癌 | 小细胞肺癌 | 进行中（招募完成） | II 期 | 中国医学科学院肿瘤医院 | 2018/1/31 |
| CTR20171534 | SHR-1210 在既往经过一种系统治疗的晚期肝细胞癌患者 III 期研究 | 晚期肝细胞癌 | 进行中（尚未招募） | III 期 | 中国人民解放军第八一医院 | 2017/12/22 |

续表

| 登记号 | 试验题目 | 适应证 | 试验状态 | 试验分期 | 试验机构 | 登记日期 |
| --- | --- | --- | --- | --- | --- | --- |
| CTR20171454 | 治疗复发或难治性结外 NK/T 细胞淋巴瘤（鼻型）II 期研究 | 复发或难治性结外 NK/T 细胞淋巴瘤（鼻型） | 进行中（尚未招募） | II 期 | 中山大学附属肿瘤医院 | 2017/12/1 |
| CTR20170910 | 放疗联合 SHR-1210 治疗转移性肝细胞癌的临床研究 | 肝细胞癌 | 进行中（尚未招募） | 其他 | 上海市质子重离子医院 | 2017/8/11 |
| CTR20170755 | SHR-1210 联合放疗治疗局部晚期食管鳞癌的单臂探索性研究 | 局部晚期食管鳞癌 | 进行中（招募中） | 其他 | 天津市肿瘤医院 | 2017/7/26 |
| CTR20170750 | SHR-1210 联合阿帕替尼治疗晚期胃癌和肝细胞癌的探索性临床研究 | 晚期胃癌和肝细胞癌 | 进行中（招募中） | 其他 | 中国人民解放军第三〇七医院 | 2017/7/17 |
| CTR20170611 | SHR7390 片联合注射用 SHR-1210 剂量爬坡、拓展、药代研究 | 晚期实体瘤 | 进行中（尚未招募） | I 期 | 中山大学附属肿瘤医院 | 2017/6/30 |
| CTR20170500 | SHR-1210 治疗复发或难治性经典型霍奇金淋巴瘤 II 期临床研究 | 复发或难治性经典型霍奇金淋巴瘤 | 进行中（招募完成） | II 期 | 北京大学肿瘤医院 | 2017/6/5 |
| CTR20170322 | SHR-1210 联合化疗一线治疗晚期非小细胞肺癌患者的 III 期临床研究 | 非小细胞肺癌 | 进行中（招募完成） | III 期 | 同济大学附属上海市肺科医院 | 2017/4/13 |
| CTR20170307 | SHR-1210 对照研究者选择化疗治疗晚期食管癌的 III 期临床研究 | 晚期食管癌 | 进行中（招募完成） | III 期 | 中国人民解放军第三〇七医院 | 2017/4/17 |

续表

| 登记号 | 试验题目 | 适应证 | 试验状态 | 试验分期 | 试验机构 | 登记日期 |
|---|---|---|---|---|---|---|
| CTR20170299 | SHR-1210 治疗非小细胞肺癌患者的 II 期临床试验 | 非小细胞肺癌 | 进行中（招募中） | II 期 | 广东省人民医院 | 2017/3/29 |
| CTR20170267 | PD-1 抗体 SHR-1210 对复发或转移性鼻咽癌患者的 I 期临床研究 | 复发或转移性鼻咽癌 | 进行中（招募完成） | I 期 | 中山大学附属肿瘤医院 | 2017/4/12 |
| CTR20170196 | PD-1 抗体联合阿帕替尼或化疗治疗晚期肝癌 II 期研究 | 晚期肝癌 | 进行中（尚未招募） | II 期 | 中国人民解放军第八一医院 | 2017/3/21 |
| CTR20170090 | PD-1 抗体联合阿帕替尼治疗晚期非小细胞肺癌癌的 II 期研究 | 晚期非小细胞肺癌 | 进行中（招募中） | II 期 | 上海市肿科医院 | 2017/1/24 |
| CTR20160871 | SHR-1210 在既往经过治疗的晚期肝细胞癌患者的 II/III 期临床试验 | 晚期肝细胞癌 | 进行中（招募完成） | 其他 | 中国人民解放军第八一医院 | 2016/11/14 |
| CTR20160248 | PD-1 抗体 SHR-1210 对晚期实体瘤患者的 I 期临床研究 | 晚期实体瘤 | 进行中（招募完成） | I 期 | 中国医学科学院肿瘤医院 | 2016/4/19 |
| CTR20160207 | PD-1 抗体 SHR-1210 对晚期黑色素瘤患者的 I 期临床研究 | 黑色素瘤 | 进行中（招募完成） | I 期 | 北京肿瘤医院 | 2016/4/6 |
| CTR20160175 | PD-1 抗体 SHR-1210 对晚期实体瘤患者的 I 期临床研究 | 晚期实体瘤 | 进行中（招募中） | I 期 | 中山大学附属肿瘤医院 | 2016/3/30 |

表 1.19　信达生物信迪利单抗的研发情况

| 登记号 | 试验题目 | 适应证 | 试验状态 | 试验分期 | 试验机构 | 登记日期 |
|---|---|---|---|---|---|---|
| CTR20191538 | 治疗一线标准化疗失败的经典型霍奇金淋巴瘤Ⅲ期双盲研究 | 经典型霍奇金淋巴瘤 | 进行中（尚未招募） | Ⅲ期 | 中国医学科学院肿瘤医院 | 2019/8/15 |
| CTR20190968 | 评估信迪利单抗和 IBI305 联合化疗用于肺癌患者Ⅲ期研究 | 非鳞状非小细胞肺癌 | 进行中（招募中） | Ⅲ期 | 上海市胸科医院 | 2019/6/6 |
| CTR20182559 | 评估信迪利单抗和 IBI305 联合化疗药用于肺癌患者Ⅲ期研究 | 非鳞状非小细胞肺癌 | 主动暂停 | Ⅲ期 | 上海市胸科医院 | 2019/1/22 |
| CTR20182530 | 信迪利单抗联合 IBI305 对比索拉非尼用于肝细胞癌的Ⅱ/Ⅲ期研究 | 晚期肝细胞癌 | 进行中（招募中） | 其他 | 复旦大学附属中山医院 | 2019/1/3 |
| CTR20182530 | 信迪利单抗联合 IBI305 对比索拉非尼用于肝细胞癌的Ⅱ/Ⅲ期研究 | 晚期肝细胞癌 | 进行中（招募中） | 其他 | 复旦大学附属中山医院 | 2019/1/3 |
| CTR20181953 | 信迪利单抗或安慰剂联合 XELOX 一线胃及胃食管交界腺癌研究 | 胃及胃食管交界处腺癌 | 进行中（招募中） | Ⅲ期 | 中国人民解放军第三〇七医院 | 2018/11/2 |
| CTR20181437 | 信迪利单抗治疗晚期或转移性非小细胞肺癌的研究 | 治疗晚期或转移性非鳞状非小细胞肺癌 | 进行中（尚未招募） | Ⅲ期 | 上海市肺科医院 | 2018/9/11 |
| CTR20181308 | 信迪利单抗联合 TP 方案治疗一线食管癌的研究 | 食管癌 | 进行中（尚未招募） | Ⅲ期 | 北京大学肿瘤医院消化肿瘤内科 | 2018/11/21 |

续表

| 登记号 | 试验题目 | 适应证 | 试验状态 | 试验分期 | 试验机构 | 登记日期 |
|---|---|---|---|---|---|---|
| CTR20180975 | 信迪利治疗非鳞状细胞非小细胞肺癌的有效性与安全性 | 非鳞状细胞非小细胞肺癌 | 进行中（招募中） | III期 | 中山大学肿瘤防治中心 | 2018/7/23 |
| CTR20170818 | IBI308单药在复发或难治性NK/T细胞淋巴瘤II期临床研究 | 复发或难治性结外NK/T细胞淋巴瘤（鼻型） | 进行中（尚未招募） | II期 | 江苏省人民医院 | 2017/8/23 |
| CTR20170380 | IBI308或多西他赛二线治疗晚期或转移性鳞状非小细胞肺癌 | 晚期的或转移性的鳞状非小细胞肺癌 | 进行中（招募中） | III期 | 中国医学科学院肿瘤医院 | 2017/5/18 |
| CTR20170281 | 评估IBI308单药在cHL中的疗效和安全性 | 复发或难治性经典型霍奇金淋巴瘤 | 进行中（招募完成） | II期 | 中国医学科学院肿瘤医院 | 2017/4/24 |
| CTR20170258 | 评价IBI308对晚期食管癌患者的安全性和有效性 | 食管癌 | 进行中（尚未招募） | II期 | 中国人民解放军第三〇七医院 | 2017/3/21 |
| ChiCTR1900023358 | 一项NK细胞联合信迪利单抗治疗既往含铂类药物治疗后出现疾病进展的驱动基因阴性晚期非小细胞肺癌患者的探索性研究 | 非小细胞肺癌 | 正在进行 | 探索性研究/预试验 | 吉林大学第一医院 | 2019/5/24 |
| ChiCTR1900023339 | 信迪利单抗（IBI308）联合化疗方案在IB-IIIA期NSCLC新辅助治疗中作用的前瞻性单臂研究 | 肺癌 | 正在进行 | 探索性研究/预试验 | 河南省肿瘤医院 | 2019/5/23 |
| ChiCTR1900023234 | 信迪利单抗二线或二线以上治疗DDR通路基因突变的晚期非小细胞肺癌的单臂探索性研究 | 非小细胞肺癌 | 正在进行 | 探索性研究/预试验 | 佛山市第一人民医院 | 2019/5/17 |

续表

| 登记号 | 试验题目 | 适应证 | 试验状态 | 试验分期 | 试验机构 | 登记日期 |
|---|---|---|---|---|---|---|
| ChiCTR1900023074 | 信迪利单抗治疗晚期 EGFR/HER2 基因 20 号外显子插入突变型非小细胞肺癌的疗效与安全性研究 | 非小细胞肺癌 | 正在进行 | 探索性研究/预试验 | 国家癌症中心/国家肿瘤临床医学研究中心/中国医学科学院北京协和医学院肿瘤医院 | 2019/5/10 |
| ChiCTR1900022826 | 信迪利单抗联合 GEMOX 治疗含门冬酰胺酶方案失败的复发/难治性 NK/T 细胞淋巴瘤的单臂、单中心、前瞻性 II 期临床研究 | NK/T 细胞淋巴瘤 | 正在进行 | II 期 | 华中科技大学同济医学院附属协和医院 | 2019/4/27 |
| ChiCTR1900021908 | 信迪利单抗治疗持续性、复发性、转移性宫颈癌的有效性和安全性的单中心、单臂、前瞻性 II 期临床研究 | 宫颈癌 | 尚未开始 | II 期 | 福建省肿瘤医院 | 2019/3/15 |
| ChiCTR1900021450 | 信迪利单抗（Sintilimab）联合调强放疗治疗不可手术肝细胞肝癌的探索性研究 | 肝细胞癌 | 尚未开始 | I 期 | 北京肿瘤医院 | 2019/2/21 |
| ChiCTR-OIC-17013726 | IBI308 单药用于可切除非小细胞肺癌新辅助治疗的研究 | 非小细胞肺癌 | 正在进行 | I 期 | 中国医学科学院肿瘤医院 | 2017/12/6 |

表 1.20 百济神州 BGB-A317 的研发情况

| 登记号 | 试验题目 | 适应证 | 试验分期 | 试验状态 | 试验机构 | 登记日期 |
|---|---|---|---|---|---|---|
| CTR20190198 | BGB-A317 对比安慰剂联合同步放化疗用于局限性食管鳞状细胞癌 | 局限性食管鳞状细胞癌 | III 期 | 进行中（尚未招募） | 北京大学肿瘤医院 | 2019/5/24 |
| CTR20182534 | PD-1 联合化疗对比安慰剂联合化疗治疗鼻咽癌的研究 | 复发或转移鼻咽癌 | III 期 | 进行中（招募中） | 中山大学肿瘤防治中心 | 2019/3/25 |
| CTR20182149 | 评估 Sitravatinib 单药及与 Tislelizumab 联合用药安全性和初步抗肿瘤活性研究 | 晚期实体瘤 | 其他 | 进行中（招募中） | 中国人民解放军第八一医院 | 2018/12/11 |
| CTR20181404 | 评估 Sitravatinib 与 Tislelizumab 联合用药安全性和初步抗肿瘤活性研究 | 晚期实体瘤 | I 期 | 进行中（招募中） | 北京大学肿瘤医院 | 2018/12/7 |
| CTR20180867 | 在 MSI-H 或 dMMR 实体瘤患者中的 II 期研究 | 不可切除或转移性高度微卫星不稳定型(MSI-H)或错配修复缺陷型(dMMR)实体瘤 | II 期 | 进行中（招募中） | 北京大学肿瘤医院 | 2018/8/16 |
| CTR20180292 | BGB-A317（抗 PD-1 抗体）联合化疗一线治疗晚期鳞状非小细胞肺癌 | 鳞状非小细胞肺癌 | III 期 | 进行中（招募完成） | 中国医学科学院肿瘤医院 | 2018/7/26 |
| CTR20180032 | BGB-A317（抗 PD-1 抗体）联合化疗一线治疗非鳞状非小细胞肺癌 | 非鳞状非小细胞肺癌 | III 期 | 进行中（招募中） | 上海市胸科医院 | 2018/7/10 |
| CTR20171387 | BGB-A317 用于复发或难治性成熟 T 细胞和 NK 细胞肿瘤 | T 细胞和 NK 细胞肿瘤 | II 期 | 进行中（招募中） | 广东省广州市中山大学肿瘤防治中心 | 2018/1/9 |

续表

| 登记号 | 试验题目 | 适应证 | 试验状态 | 试验分期 | 试验机构 | 登记日期 |
|---|---|---|---|---|---|---|
| CTR20171257 | BGB-A317 用于不可切除的肝细胞癌经治患者的 II 期研究 | 肝细胞癌 | 进行中（招募完成） | II 期 | 台湾大学医学院附设医院 | 2018/2/9 |
| CTR20171026 | 对比 BGB-A317 与化疗作为食管癌患者二线治疗的有效性 | 食管鳞状细胞癌 | 进行中（招募中） | III 期 | 北京大学肿瘤医院 | 2018/1/9 |
| CTR20170882 | BGB-A317 对比索拉非尼一线治疗肝细胞癌 | 肝细胞癌 | 进行中（招募中） | III 期 | 中国人民解放军第八一医院 | 2018/1/3 |
| CTR20170515 | PD-1 联合化疗一线治疗食管癌、胃癌或胃食管结合部癌 | 食管癌、胃癌或胃食管结合部癌 | 进行中（招募完成） | II 期 | 中国人民解放军第 307 医院 | 2017/6/9 |
| CTR20170361 | PD-1 联合化疗一线治疗肺癌 | 肺癌 | 进行中（招募完成） | II 期 | 中国医学科学院肿瘤医院 | 2017/7/27 |
| CTR20170119 | 一项评价 BGB-A317 单药治疗复发或难治性经典型霍奇金淋巴瘤研究 | 霍奇金淋巴瘤 | 进行中（招募完成） | II 期 | 北京大学肿瘤医院 | 2017/4/17 |
| CTR20170071 | 一项评价 BGB-A317 治疗局部晚期或晚期转移性膀胱尿路上皮癌研究 | 膀胱尿路上皮癌 | 进行中（招募中） | II 期 | 复旦大学附属肿瘤医院 | 2017/4/18 |
| CTR20160872 | 抗 PD-1 单克隆抗体 BGB-A317 在中国晚期实体肿瘤患者的 I/II 期临床研究 | 晚期实体肿瘤患者 | 进行中（招募中） | 其他 | 广东省人民医院 | 2016/12/19 |

合作方面，2017 年 9 月与新基签订协议，新基将投入 13.93 亿美元获得百济神州抗肿瘤产品品牌 BGB-A317 授权。两个企业共同开发和商业化用于治疗实体肿瘤的 PD-1 抑制剂 BGB-A317，新基获得在美国、欧洲、日本等多个国家和地区的开发和商业化授权，百济神州保留在亚洲（日本除外）开发和商业化 BGB-A317、用于治疗实体肿瘤的权益。

同时，百济神州仍然保留 BGB-A317 用于治疗血液系统恶性肿瘤、与内部研发管线组合的开发和商业化权益。

### 1.3.1.4　君实生物特瑞普利单抗

君实生物是一家以开发治疗性抗体为主的研发型高科技公司，专注于创新单克隆抗体药物和其他治疗性蛋白药物的研发与产业化。

在 ASCO2017 上公布了单抗 JS001 治疗晚期癌症的 I 期临床结果，入组了 19 例患者，15 例患者可评估应答情况，1 例霍奇金淋巴瘤完全应答，3 例霍奇金淋巴瘤部分应答，1 例软组织肉瘤部分应答，1 例弥漫性大 B 细胞淋巴瘤部分应答。3 级以上不良反应包括 1 例肺炎。

目前，特瑞普利单抗已获批用于既往标准治疗失败后的局部进展或转移性黑色素瘤，其他临床试验具体情况如表 1.21 所示。

### 1.3.1.5　誉衡药业 GLS-010

GLS-010 目前处于 II 期临床阶段，主要开展的适应证为实体瘤，具体如表 1.22 所示。

### 1.3.1.6　嘉和生物 GB226

GB226 目前处于 II 期临床阶段，具体试验登记情况如表 1.23 所示。

### 1.3.1.7　百奥泰 BAT1306

目前，百奥泰的 BAT1306 处于 II 期临床，主要用于治疗实体瘤，正在开展 2 项临床研究，具体如表 1.24 所示。

## 1.3.2　国内 PD-L1 相关产品

### 1.3.2.1　康宁杰瑞 KN035

KN035 是 Fc 融合的单域抗体，具有分子量小，组织渗透力强，可溶性好，与抗原结合的能力较好，稳定性好等特点。目前，KN035 正处于 III 期临床阶段，具体如表 1.25 所示。

### 1.3.2.2　基石药业 CS1001

CS1001 目前处于 III 期临床阶段，具体如表 1.26 所示。

表 1.21　君实生物特瑞普利单抗的研发情况

| 登记号 | 试验题目 | 适应证 | 试验状态 | 试验分期 | 试验机构 | 登记日期 |
|---|---|---|---|---|---|---|
| CTR20191139 | 特瑞普利单抗联合依托泊苷及铂类治疗广泛期小细胞肺癌 | 广泛期小细胞肺癌 | 进行中（尚未招募） | III 期 | 吉林省肿瘤医院 | 2019/7/18 |
| CTR20190768 | JS001 联合化疗用于晚期 NSCLC 三期临床研究 | EGFR 敏感突变、EGFR-TKI 治疗失败的晚期非小细胞肺癌 | 进行中（招募中） | III 期 | 同济大学附属上海市肺科医院 | 2019/4/19 |
| ChiCTR1900024014 | 新辅助抗 PD-1 药物特瑞普利单抗或特瑞普利单抗联合化疗治疗可切除 II – IIIA 期 NSCLC 的临床研究 | 非小细胞肺癌 | 尚未开始 | 上市后药物 | 同济大学附属上海市肺科医院胸外科 | 2019/6/22 |
| ChiCTR1900023710 | 特瑞普利单抗联合卡培他滨挽救性治疗鼻咽癌根治性放化疗后肿瘤残留的前瞻性、单臂 II 期临床研究 | 鼻咽癌 | 尚未开始 | II 期 | 中山大学肿瘤防治中心鼻咽科 | 2019/6/8 |
| ChiCTR1900022834 | 特瑞普利单抗与全脑放疗联合治疗肺癌脑转移的单中心、单臂、II 期临床研究 | 脑转移恶性肿瘤 | 尚未开始 | II 期 | 苏州大学第三附属医院肿瘤放射治疗科 | 2019/4/27 |
| ChiCTR1900022282 | 放疗联合特瑞普利单抗注射液用于可手术食管癌新辅助治疗的临床研究 | 食管癌 | 尚未开始 | I 期 | 山东省肿瘤医院 | 2019/4/3 |

表 1.22  誉衡 GLS-010 的研发情况

| 登记号 | 试验题目 | 适应证 | 试验状态 | 试验分期 | 试验机构 | 登记日期 |
|---|---|---|---|---|---|---|
| CTR20190394 | GLS-010 注射液治疗复发或转移性宫颈癌患者的 II 期临床研究 | 治疗复发或转移性宫颈癌 | 进行中（招募中） | II 期 | 复旦大学附属肿瘤医院 | 2019/5/15 |
| CTR20181224 | GLS-010 注射液治疗经典型霍奇金淋巴瘤的 II 期研究 | 复发或难治性经典型霍奇金淋巴瘤 | 进行中（招募完成） | II 期 | 北京大学肿瘤医院 | 2018/8/9 |
| ChiCTR1900023529 | 评价重组全人抗 PD-1 单克隆抗体（GLS-010 注射液）治疗复发或转移性宫颈癌有效性和安全性的开放、多中心、单臂、II 期临床研究 | 复发或转移性宫颈癌 | 尚未开始 | I 期 + II 期 | 复旦大学附属肿瘤医院 | 2019/6/1 |

表 1.23  嘉和生物 GB226 的研发情况

| 登记号 | 试验题目 | 适应证 | 试验状态 | 试验分期 | 试验机构 | 登记日期 |
|---|---|---|---|---|---|---|
| CTR20182543 | 杰诺单抗联合呋喹替尼治疗转移性结直肠癌的临床试验 | 转移性结直肠癌 | 进行中（招募中） | I 期 | 哈尔滨医科大学附属肿瘤医院 | 2019/1/8 |
| CTR20181434 | GB226 治疗含铂方案化疗失败的复发或转移性胸腺癌患者 | 含铂方案化疗失败的复发或转移性胸腺癌 | 进行中（尚未招募） | II 期 | 上海市胸科医院 | 2018/12/18 |
| CTR20181174 | 杰诺单抗联合卡培他滨等药物治疗转移性结直肠癌患者 | 转移性结直肠癌 | 进行中（尚未招募） | I 期 | 中国人民解放军第三〇七医院 | 2019/1/7 |
| CTR20170262 | 杰诺单抗注射液 I 期临床试验 | 中国晚期和/或复发实体瘤/淋巴瘤患者 | 进行中（招募中） | I 期 | 中国医学科学院肿瘤医院 | 2017/7/24 |

表 1.24　百奥泰 BAT1306 的研发情况

| 登记号 | 试验题目 | 适应证 | 试验状态 | 试验分期 | 试验机构 | 登记日期 |
|---|---|---|---|---|---|---|
| CTR20181775 | BAT1306 治疗 EBV 胃癌 | EBV 相关性胃癌 | 进行中（尚未招募） | II 期 | 中国人民解放军第八一医院 | 2019/1/8 |
| CTR20171663 | BAT1306 注射液在局部晚期或转移性实体瘤患者中的 I 期研究 | 实体瘤 | 进行中（招募完成） | I 期 | 吉林大学第一医院 I 期药物临床试验研究室 | 2018/1/10 |
| ChiCTR 1900022184 | 一项评价重组人源化抗 PD-1 单克隆抗体注射液（BAT1306）联合奥沙利铂和卡培他滨（XELOX）治疗 EBV 相关性胃癌患者的有效性和安全性的 II 期临床试验 | EBV 相关性胃癌 | 尚未开始 | II 期 | 中国人民解放军第八一医院 | 2019/3/29 |
| ChiCTR-OIN-17014187 | BAT1306 注射液在局部晚期或转移性实体瘤患者中的 I 期研究 | 实体瘤 | 正在进行 | I 期 | 吉林大学白求恩第一医院 | 2017/12/27 |

表 1.25　康宁杰瑞 KN035 的研发情况

| 登记号 | 试验题目 | 适应证 | 试验状态 | 试验分期 | 试验机构 | 登记日期 |
|---|---|---|---|---|---|---|
| CTR20181127 | 单药治疗 dMMR/MSI-H 晚期结直肠癌及其他晚期实体瘤 II 期临床研究 | 晚期结直肠癌和其他晚期实体瘤 | 进行中（招募中） | II 期 | 北京肿瘤医院消化肿瘤内科 | 2018/7/25 |
| CTR20181124 | KN035 联合化疗对晚期、胃食管结合部腺癌的 II 期临床 | 未治疗的不能切除或转移性胃或胃食管结合部腺癌 | 进行中（招募中） | II 期 | 中国人民解放军第三〇七医院 | 2018/7/24 |
| CTR20180332 | KN035 联合化疗对比化疗治疗在胆道癌患者的 III 期临床研究 | 不能手术切除或转移性的胆道癌 | 进行中（招募中） | III 期 | 中国人民解放军第八一医院 | 2018/4/9 |

续表

| 登记号 | 试验题目 | 适应证 | 试验状态 | 试验分期 | 试验机构 | 登记日期 |
|---|---|---|---|---|---|---|
| CTR20170036 | 评估 KN035 单药治疗晚期实体瘤患者的 I 期临床研究 | 晚期实体瘤患者 | 进行中（招募完成） | I 期 | 中国人民解放军军事医学科学院附属医院 | 2017/3/21 |

表 1.26　基石药业 CS1001 的研发情况

| 登记号 | 试验题目 | 适应证 | 试验状态 | 试验分期 | 试验机构 | 登记日期 |
|---|---|---|---|---|---|---|
| CTR20190035 | 评估 CS1001 联合化疗治疗胃或胃食管结合部腺癌的试验 | 胃腺癌或胃食管结合部腺癌 | 进行中（招募中） | Ⅲ期 | 北京肿瘤医院 | 2019/1/17 |
| CTR20181452 | 评估 CS1001 联合化疗一线治疗晚期非小细胞肺癌试验 | 非小细胞肺癌 | 进行中（招募中） | Ⅲ期 | 上海市肿瘤科医院 | 2018/12/10 |
| CTR20181429 | CS1001 作为放化疗后巩固治疗在Ⅲ期 NSCLC 患者中的Ⅲ期研究 | 同步/序贯放化疗后未发生疾病进展的、局部晚期/不可切除（Ⅲ期）的非小细胞肺癌 | 进行中（招募中） | Ⅲ期 | 广东省人民医院 | 2018/8/24 |
| CTR20180519 | 评价 CS1001 单药治疗 rr-NKTL 的单臂、多中心、Ⅱ期研究 | 复发或难治性结外自然杀伤细胞/T 细胞淋巴瘤 | 进行中（招募中） | Ⅱ期 | 中山大学附属肿瘤医院 | 2018/5/21 |
| CTR20180423 | 评价 CS1001 单药治疗 rr-CHL 的单臂、多中心、Ⅱ期研究 | 复发或难治性经典型霍奇金淋巴瘤 | 进行中（招募中） | Ⅱ期 | 北京肿瘤医院 | 2018/5/23 |

## 1.4　PD-1/PD-L1 与其他药物的组合疗法

　　由于 PD-1/PD-L1 抗体作为免疫疗法，主要针对的是癌症晚期患者，所以其单药治疗的总缓解率绝大多数未超过 30%，若想进一步提升 PD-1/PD-L1 的疗效有两种方法：一种方法是进一步提升患者筛选率，对高表达 PD-1/PD-L1 的患者进行治疗；另一种方法是与其他药物进行联合治疗。

　　然而，提高患者筛选率本身会存在弊端，筛选 PD-1/PD-L1 表达率至少要在 25% 甚至于 50% 以上的人群，这样会有很大一部分患者被排除在外，导致目标人群缩小；临床应用上增加 PD-1/PD-L1 表达率筛选这一步骤，在筛选方法还处于不成熟的阶段，临床医生不倾向于这种方法，临床使用会受到限制。

　　因此，联合其他药物才是 PD-1/PD-L1 类抗体提高疗效及扩展适应证的有效方法。目前，关于 PD-1/PD-L1 与其他药物的联合治疗也多有报道。

### 1.4.1　PD-1/PD-L1 联合免疫检查点抑制剂

　　免疫检查点抑制剂的靶点主要有 CTLA-4、PD-1/PD-L1、LAG-3 和 TIM-3 等，近些年关于免疫筛查点抑制剂之间的联用研究较多，具体一些联用结果如下。

#### 1.4.1.1　Opdivo 联合免疫检查点抑制剂

##### （1）Opdivo 联合 Yervoy

Opdivo 联合 Yervoy 做了很多临床试验，具体如表 1.27 所示。

表 1.27    Opdivo 联合 Yervoy 临床应用情况

| 适应证 | 结果 | 其他 |
| --- | --- | --- |
| 转移性去势抵抗性前列腺癌（mCRPC） | ①接受第二代技术疗法后病情进展患者，中位随访 11.9 个月，ORR 为 25%<br>②接受紫杉烷化疗后病情进展患者，中位随访 13.5 个月，ORR 为 10% | |
| 晚期或转移性肾细胞癌（RCC） | **中危和高危 RCC 患者**<br>①OS：治疗第 30 个月时，O3Y1 组生存率为 60%，Sutent 组为 47%<br>②ORR：O3Y1 组为 42%，Sutent 组为 29%；O3Y1 组，52% 缓解持续至少 18 个月，Sutent 组为 28%<br>③CR：O3Y1 组为 11%，Sutent 组为 1%<br>**随机化患者（ITT）**<br>①OS：O3Y1 组的 30 个月生存率为 64%，Sutent 组为 56%<br>②ORR：O3Y1 组为 41%，Sutent 组为 34%<br>③CR：O3Y1 组为 11%，Sutent 组为 2% | 一线 |
| 晚期皮肤癌 | ①联合用药将生存期延长至 11.5 个月<br>②Opdivo 或 Yervoy 生存期分别为 6.9 个月和 2.9 个月 | 一线 |
| 晚期黑色素瘤 | ①与 Yervoy 相比，组合疗法疾病进展风险显著降低 58%<br>②组合疗法中位缓解持续时间尚未达到，Yervoy 单药组为 14.4 个月<br>③组合疗法随访 2 年，ORR 为 66%，CR 为 20%，中位缓解持续时间尚未达到，74% 仍保持缓解 | 一线，批准 |
| 既往接受 3 种标准化疗方案（氟嘧啶、奥沙利铂、伊立替康）后病情进展的微卫星不稳定性高（MSI-H）或 DNA 错配修复缺陷（dMMR）转移性结直肠癌 | **既往接受氟嘧啶、奥沙利铂、伊立替康治疗的患者**<br>①组合治疗的 ORR 为 46%，其中 CR 为 3.7%、PR 为 43%<br>②中位 DOR 尚未达到，89% 患者 DOR ≥ 6 个月，21% 患者 DOR ≥ 12 个月<br>**全部患者**<br>①组合治疗 ORR 为 49%，CR 为 4.2%，PR 为 45%<br>②中位 DOR 尚未达到，83% 患者 DOR ≥ 6 个月，19% 患者 DOR ≥ 12 个月 | 二线 |

续表

| 适应证 | 结果 | 其他 |
|---|---|---|
| 突变负荷 (TMB) ≥ 10 mut/Mb 的晚期 NSCLC | ①联合组对比化疗组一年无进展生存率为 43% vs 13%<br>② PFS 为 7.2 个月 vs 5.4 个月<br>③ ORR 为 45.3% vs 26.9%<br>④ PD-L1 ≥ 1% 的患者联合疗法降低疾病进展率 42%，PD-L1 < 1% 患者为 45%<br>⑤鳞癌患者中联合疗法降低肺癌进展率 36%，非鳞患者中联合疗法降低肺癌进展率 46% | 一线 |
| 初治晚期非小细胞肺癌（NSCLC） | **联合治疗**<br>①中位 PFS 为 8.0 个月，一年生存率为 76%<br>② ORR 为 43%，6 例完全缓解，3 例 PD-L1 表达水平 < 1%<br>③在 PD-L1 表达水平 ≥ 1% 的 46 例患者中，中位 PFS 为 12.7 个月，一年生存率为 87%<br>④在 PD-L1 表达水平 > 50% 的 13 例患者中，中位 PFS 尚未达到，一年生存率为 100%<br>**PD-L1 表达水平 ≥ 1% 数据显示**<br>① Opdivo+Yervoy（Q12W）组，ORR 为 57%，中位 PFS 为 10.4 个月，一年生存率为 91%<br>② Opdivo+Yervoy（Q6W）组，ORR 为 57%，中位 PFS 为 13.2 个月，一年生存率为 83% | 一线 |

## （2）Opdivo 联合 Relatlimab

在 1/2a 期试验 CA224-020 的临床中，Relatlimab 与 Opdivo 构成组合疗法治疗实体瘤患者。在 ESMO 年会上发表的最新结果显示，在这些患者中，肿瘤周围免疫细胞中表达 LAG-3 的患者对 Relatlimab 和 Opdivo 组合疗法的 ORR 为 18%；而表达 LAG-3 的肿瘤周围免疫细胞小于 1% 的患者的 ORR 为 5%。同时，Opdivo/Relatlimab 组合疗法的安全性与 Opdivo 单一疗法的安全性相似。

## （3）Opdivo 联合 BMS-986205

I/IIa 期 CA017-003 研究的最新结果显示：在膀胱癌患者中，ORR 为 32%，疾病控制率（DCR）为 44%；在宫颈癌患者中，ORR 为 14%，DCR 为 64%；在 PD-L1 表达阳性患者中，膀胱癌患者的 ORR 为 46%，宫颈癌患者的 ORR 为 25%；在 PD-L1 阴性患者中，膀胱癌患者 ORR 为 7%，宫颈癌患者无应答。

### 1.4.1.2 Keytruda 联合免疫检查点抑制剂

**（1）Keytruda 联合 Epacadostat（IDO，吲哚胺 2，3- 双加氧酶抑制剂）**

一项研究招募 62 位晚期肿瘤患者，包括黑色素瘤、肺癌、三阴乳腺癌、子宫内膜癌和头颈癌等。数据结果：19 位初治的恶性黑色素瘤患者，4 位完全缓解，7 位部分缓解，3 位病情稳定，控制率 74%；12 位非小细胞肺癌的患者，5 位部分缓解，2 位病情稳定，控制率 58%；7 位子宫内膜癌患者，1 位完全缓解，1 位部分缓解；其他的膀胱癌和头颈癌也有有效患者。

**（2）Keytruda 联合 Indoximod（IDO，吲哚胺 2，3- 双加氧酶抑制剂）**

在一项临床试验中获得的数据显示，Indoximod 与 Keytruda 联合取得 61% 的总体缓解率，Keytruda 单独疗法中为 33%。此外，这款组合疗法的完全缓解率与部分缓解率分别为 20% 和 41%，也高于 Keytruda 单独疗法的 6% 和 27%。该组合疗法的中位无进展生存期达到了 12.9 个月，在经治一年时达到无进展生存的比例为 56%。这些数据有力地表明，IDO 抑制剂与 PD-1 抑制剂有望形成出色的免疫疗法组合，造福患者。

## 1.4.2 PD-1/PD-L1 联合化疗

目前，化疗是国内治疗癌症的主要方法，但是长时间使用化疗治疗会产生抗性，同时也会伴随着较严重的不良反应。随着 PD-1/PD-L1 的上市，其与化疗的联用效果也陆续报道出来。

### 1.4.2.1 Opdivo 联合化疗

Opdivo 与化疗联合治疗非小细胞肺癌，接受不同的 PD-1 联合化疗的组合：A 组，Opdivo 10 mg/kg+ 吉西他滨 + 顺铂；B 组，Opdivo 10 mg/kg+ 培美曲塞 + 顺铂；C 组，Opdivo 10 mg/kg+ 紫杉醇 + 卡铂；D 组，Opdivo 5 mg/kg+ 紫杉醇 + 卡铂。临床数据显示，A、B、C、D 组分别有 33%、47%、47% 和 43% 的患者肿瘤缩小至少 30%，一年生存率分别是 50%、87%、60% 和 86%，中位生存期分别是 11.6 个月、19.2 个月、14.9 个月和尚未达到。

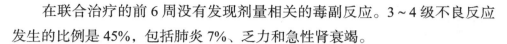

在联合治疗的前 6 周没有发现剂量相关的毒副反应。3～4 级不良反应发生的比例是 45%，包括肺炎 7%、乏力和急性肾衰竭。

#### 1.4.2.2　Keytruda 联合化疗

Keytruda 与多种化疗药物联合应用于临床，具体情况如表 1.28 所示。

#### 1.4.2.3　Tecentriq 联合化疗

Tecentriq 主要的联用药物是化疗，并且取得了非常不错的临床效果，具体情况如表 1.29 所示。

### 1.4.3　PD-1/PD-L1 联合替尼类药物

替尼类药物是比较罕见的大类，有 RAF/MEK、ALK、c-Met、JAK 几个靶点，适应证比较广，从癌症到免疫性疾病。目前上市新药数量约 30 种，具体如表 1.30 所示。

目前，临床上已在大量进行 PD-1/PD-L1 与替尼类药物联用的临床试验，具体如下。

#### 1.4.3.1　Opdivo 与替尼类药物的联用情况

Opdivo 与替尼类药物的联用情况如表 1.31 所示。

其中，PD-1 抗体 Opdivo 联合卡博替尼的研究中，招募了 24 位患者，包括尿路上皮癌、膀胱癌、生殖细胞癌、前列腺癌等泌尿生殖系统相关的肿瘤患者。结果显示，18 位可以评估的患者 6 位肿瘤缩小至少 30%，有效率是 33%；7 位患者肿瘤稳定不进展，所以疾病控制率是 72%。

常见的不良反应包括腹泻、声音嘶哑、血小板降低、低钠、中性粒细胞减少、疲劳等，没有严重的致死的不良反应，不过有的患者由于不良反应比较大需要减量使用。

#### 1.4.3.2　Keytruda 与替尼类药物的联用情况

Keytruda 与替尼类药物的联用情况如表 1.32 所示。

表 1.28　Keytruda 联合化疗药物临床应用情况

| 药物 | 联合 | 适应证 | 结果 | 其他 |
|---|---|---|---|---|
| Keytruda | 培美曲赛 (Alimta) 和含铂化疗 | 无 EGFR 或 ALK 基因组肿瘤畸变的转移性非小细胞肺癌 (NSCLC) | ①与单化疗相比，联合组 OS 实现统计学和临床意义的显著改善（中位 OS：NR vs 11.3 个月），死亡风险降低 50%<br>②与单化疗相比，联合组 PFS 也实现了显著改善（中位 PFS：8.8 个月 vs 4.9 个月）<br>③联合组 ORR 显著提高(48% vs 19%)，DOR 实现延长(11.2 个月 vs 7.8 个月) | 一线，批准 |
| | Alimta+卡铂 | 既往未接受治疗（初治）的局部晚期或转移性非鳞状 NSCLC | ①与 Alimta+卡铂组相比，Keytruda+Alimta+卡铂三联组客观缓解率实现统计学意义的显著提高（ORR：55% vs 29%）<br>②中位 PFS 方面，三联组为 13.0 个月，Alimta+卡铂组为 8.9 个月 | 一线 |
| | 化疗（卡铂＋紫杉醇或 Abraxane, 白蛋白型紫杉醇） | 转移性鳞状 NSCLC | ①与化疗相比，联合用药显著延长了总生存期（OS），死亡风险显著下降 36%（中位 OS：15.9 个月 vs 11.3 个月）<br>②与化疗相比，联合用药也显著延长 PFS，将疾病进展或死亡风险显著下降 44%（中位 PFS：6.4 个月 vs 4.8 个月）<br>③无论 PD-L1 表达水平如何，与化疗相比，Keytruda 与化疗联合应用均表现出 OS 受益和 PFS 受益<br>④次要终点方面，化疗组 ORR 为 38.4%，中位 DOR 为 4.8 个月，联合治疗组为 57.9%，中位 DOR 为 7.7 个月 | 一线，批准 |
| | 铂类和 5-氟尿嘧啶 (5-FU) 化疗 | 复发性或转移性头颈部鳞状细胞癌 (HNSCC) | ①与 EXTREME 方案相比，Keytruda+化疗组合疗法显著延长了 OS（13.0 个月 vs 10.7 个月），PFS 无差异<br>②Keytruda+化疗组合疗法和 EXTREME 方案的 ORR 分别为 35.6% 和 36.3%，中位 DOR 分别为 6.7 个月和 4.3 个月 | — |

表 1.29　Tecentriq 联合化疗药物临床应用情况

| 药物 | 联合 | 适应证 | 结果 | 其他 |
|---|---|---|---|---|
| Tecentriq | ipatasertib + 化疗（紫杉醇或 nab-紫杉醇） | 晚期三阴性乳腺癌（TNBC） | 中位随访 6.1 个月，联合治疗 ORR 为 73%（肿瘤生物标志物状态无关） | 一线 |
| | Abraxane | 既往未接受系统治疗的转移性乳腺癌不可切除性局部晚期或转移性 TNBC | **所有随机化患者**<br>与单用白蛋白紫杉醇相比，Tecentriq 联合白蛋白紫杉醇显著降低了不能切除的局部晚期或转移性 TNBC 患者（中位 PFS：7.2 个月 vs 5.5 个月）和 PD-L1 阳性人群（中位 PFS：7.5 个月 vs 5.0 个月）的疾病恶化或死亡<br>**ITT（意向性分析）人群**<br>总体生存期（中位 OS：21.3 个月 vs 17.6 个月）没有统计学意义，但联合用药对 PD-L1 阳性人群有明显的 OS 改善作用（中位 OS：25.0 个月 vs 15.5 个月） | 一线，批准 |
| | 卡铂 + 依托泊苷 | 广泛期小细胞肺癌（ES-SCLC） | **意向性治疗（ITT）群体**<br>①与化疗相比，组合方案显著延长总生存期（中位 OS：12.3 个月 vs 10.3 个月），一年 OS 生存率大幅提高（51.7% vs 38.2%）<br>②与化疗相比，组合方案将疾病进展或死亡风险显著降低 23%（中位 PFS：5.2 个月 vs 4.3 个月），一年 PFS 率最高 1 倍（12.6% vs 5.4%） | 一线，批准 |
| | Avastin（贝伐单抗）及化疗（紫杉醇+卡铂） | 无 EGFR 或 ALK 基因组肿瘤变转移性非鳞状 NSCLC | 与 Avastin+化疗方案相比，Tecentriq+Avastin+化疗方案显著延长了 OS（中位 OS：19.8 个月 vs 14.9 个月），将疾病进展或死亡风险显著降低了 41%（OR：56.4% vs 40.2%），延长了缓解持续时间（中位 DOR：11.5 个月 vs 6.0 个月） | 一线，批准 |
| | Abraxane+卡铂 | 无 EGFR 或 ALK 基因组肿瘤变转移性非鳞状 NSCLC | 与化疗组相比，Tecentriq+化疗治疗组中位 OS 显著延长（18.6 个月 vs 13.9 个月），疾病进展或死亡风险降低 36% | 一线 |
| | 顺铂或卡铂+培美曲塞 | 既往未接受化疗的晚期非鳞状 NSCLC | **与单用化疗相比**<br>①Tecentriq 与化疗联合用药使疾病进展死亡风险显著降低了 40%（PFS：7.6 个月 vs 5.2 个月）<br>②OS 方面，联合用药组提高 4.5 个月，但中期分析时并未达到统计学意义（中位 OS：18.1 个月 vs 13.6 个月） | 一线 |
| | 卡铂和紫杉醇 | 既往未接受化疗的 IV 阶段 IV 鳞状细胞 NSCLC | **与卡铂+白蛋白结合型紫杉醇相比**<br>与化疗相比，Tecentriq+卡铂+白蛋白结合型紫杉醇疾病进展或死亡风险（无进展生存期，PFS）显著降低了 29%（中位 PFS：6.3 个月 vs 5.6 个月）；12 个月 PFS 方面，Tecentriq 组合（24.7%）是化疗组（12.0%）的 2 倍 | 一线 |

表 1.30    目前获批的替尼类药物

| 药物 | 靶点 | 厂家 | 适应证 | 批准年份 |
|---|---|---|---|---|
| Olmutinib（奥莫替尼） | EGFR | 韩美，再鼎 | 非小细胞肺癌 | 2016 |
| Gefitinib（吉非替尼） | EGFR | 阿斯利康 | 非小细胞肺癌 | 2002 |
| Osimertinib（奥希替尼） | EGFR | 阿斯利康 | 非小细胞肺癌 | 2015 |
| Icotinib（埃克替尼） | EGFR | 贝达药业 | 非小细胞肺癌 | 2011 |
| Afatinib（阿法替尼） | EGFR，ErbB2/4 | 勃林格 | 非小细胞肺癌 | 2013 |
| Erlotinib（厄洛替尼） | EGFR | 基因泰克 | 非小细胞肺癌，胰腺癌 | 2004 |
| Crizotinib（克唑替尼） | ALK/c-Met | 辉瑞 | 非小细胞肺癌 | 2011 |
| Alectinib（阿来替尼盐） | ALK，RET | 中外制药 | 非小细胞肺癌 | 2014 |
| Ceritinib（色瑞替尼） | IGF-1R，ALK，ROS1 | 诺华 | 非小细胞肺癌 | 2014 |
| Trametinib（曲莫替尼） | MEK1/2 | 葛兰素史克 | 非小细胞肺癌，黑色素瘤 | 2013 |
| Cobimetinib（可美替尼） | MEK1/2 | 基因泰克 | 黑色素瘤 | 2015 |
| Axitinib（阿西替尼） | VEGFR1/2/3 | 辉瑞 | 肾细胞癌 | 2012 |
| Lenvatinib（乐伐替尼） | Kit，VEGFR1/2，RET，GFR3/4 | 卫材 | 肾细胞癌，甲状腺癌 | 2015 |
| Cabozantinib（卡博替尼） | Kit，VEGFR2，EGFR1，Met/HGFR | Exelixis | 肾细胞癌，甲状腺髓样癌 | 2012 |
| Sunitinib（舒尼替尼） | Kit，VEGFR2，VEGFR1，PDGFR-β | 辉瑞 | 肾细胞癌，胃肠道间质瘤 | 2006 |
| Bosutinib（伯舒替尼） | Bcr-Abl | 辉瑞 | 白血病 | 2012 |
| Nilotinib（尼洛替尼） | Bcr-Abl | 诺华 | 白血病 | 2007 |
| Ponatinib（泊那替尼） | Kit，VEGFR，FGFR，Src，RET，FLT-3 | Ariad | 白血病 | 2012 |
| Radotinib（拉多替尼） | Bcr-Abl，PDGFR | 一洋 | 白血病 | 2012 |
| Dasatinib（达沙替尼） | EphA2，Kit，Bcr-Abl，PDGFR-β，Src， | 百时美 | 白血病 | 2006 |
| Ruxolitinib（芦可替尼） | JAK1，JAK2 | 诺华，Incyte | 骨髓纤维化，骨髓癌 | 2011 |
| Apatinib（阿帕替尼） | VEGFR2 | 江苏恒瑞 | 胃癌 | 2014 |
| Neratinib（来那替尼） | EGFR，ErbB2/4 | 辉瑞，Puma | 乳腺癌 | 2017 |
| Lapatinib（拉帕替尼） | EGFR，ErbB2 | 葛兰素史克 | 乳腺癌，实体瘤 | 2007 |
| Ibrutinib（依鲁替尼） | BTK | 艾伯维 | 淋巴瘤 | 2013 |
| Tofacitinib（托法替尼） | JAK | 辉瑞 | 类风湿关节炎 | 2012 |
| Baricitinib（巴瑞克替尼） | JAK1/2 | 礼来，Incyte | 类风湿关节炎 | 2017 |

表 1.31　Opdivo 与替尼类药物的联用情况

| 药物 | 联合替尼类药物 | 适应证 |
|---|---|---|
| Opdivo + | Ibrutinib（依鲁替尼） | 非小细胞肺癌<br>慢性淋巴细胞白血病<br>复发难治性古典霍奇金淋巴瘤 |
| | Dasatinib（达沙替尼） | 非小细胞肺癌<br>慢性骨髓白血病<br>复发或难治性费城染色体阳性急性淋巴细胞白血病 |
| | Erlotinib（厄洛替尼） | 非小细胞肺癌 |
| | Ceritinib（色瑞替尼） | 非小细胞肺癌 |
| | Sunitinib（舒尼替尼） | 肾细胞癌 |
| | Axitinib（阿西替尼） | 肾细胞癌 |
| | Cabozantinib（卡博替尼） | 肾细胞癌<br>肝细胞癌<br>转移性生殖泌尿系肿瘤 |
| | Trametinib（曲美替尼） | 黑色素瘤 |

表 1.32　Keytruda 与替尼类药物的联用情况

| 药物 | 联合替尼类药物 | 适应证 |
|---|---|---|
| Keytruda + | Crizotinib（克唑替尼） | 非小细胞肺癌 |
| | Afatinib（阿法替尼） | 肺鳞状细胞癌 |
| | Lenvatinib（乐伐替尼） | 肾细胞癌<br>甲状腺瘤<br>实体瘤 |
| | Axitinib（阿西替尼） | 肾细胞癌<br>软组织肉瘤 |
| | Imatinib（伊马替尼） | 黑色素瘤 |
| | Trametinib（曲美替尼） | 黑色素瘤 |
| | Ibrutinib（依鲁替尼） | 黑色素瘤<br>慢性淋巴瘤 |
| | Ruxolitinib（芦可替尼） | 乳腺癌 |

**（1）Keytruda 和 Lenvatinib 联合治疗肾癌**

Keytruda 和 lenvatinib 联合用于晚期肾癌获 FDA 突破性疗法认定，这一认定是基于 Ib/ II 期 RCC 队列研究 -Study 111 的研究结果。

临床结果显示，该组合疗法的客观缓解率（ORR）达到了 63%，疾病控制率（DCR）为 96%。其中，先前接受过治疗的患者群体的客观缓解率达到了 50%。在初治的患者群体中，组合疗法的客观缓解率达到了 83%，疾病控制率达到了 100%。其中，中位缓解持续时间为 8.5 个月。

**（2）Keytruda 和 lenvatinib 联合治疗晚期肝癌**

在一项试验中显示，13 位患者中 7 位肿瘤缩小，有效率 54%；6 位患者肿瘤没有长大，疾病控制率 100%。

**（3）Keytruda 和 lenvatinib 联合治疗子宫内膜癌**

临床数据显示，有效率高达 48%，疾病控制率 96%。常见的不良反应包括高血压、疲劳、关节痛、腹泻和恶心，总体安全可控。

**（4）Keytruda 和 lenvatinib 联合治疗肠癌**

临床结果表明，经过平均 6 个月的随访，有效率 53%，疾病控制率 100%。联合治疗的不良反应比较大，调整后，发生治疗相关 3 ~ 4 级严重不良反应的比例仍然高达 36.4%。

**（5）Keytruda 和 lenvatinib 联合治疗胃癌**

此项目招募 25 位晚期初治的胃癌患者，结果显示：总的有效率 60%，疾病控制率 92%。PD-L1 阳性的患者比阴性的患者有效率更高：68.8% vs 37.5%。这个联合的不良反应也不小，76% 的患者发生过 3 ~ 4 级的不良反应。

**（6）Keytruda 和阿西替尼联合治疗晚期肾癌**

研究结果表明，有效率 67.3%，疾病控制率 88%。

### 1.4.3.3　Tecentriq 与替尼类药物的联用情况

Tecentriq 与替尼类药物的联用情况如表 1.33 所示。

表 1.33　Tecentriq 与替尼类药物的联用情况

| 药物 | 联合替尼类药物 | 适应证 |
|---|---|---|
| Tecentriq + | Alectinib（阿来替尼） | 非小细胞肺癌 |
| | Erlotinib（厄洛替尼） | 非小细胞肺癌 |
| | Ibrutinib（依鲁替尼） | 非小细胞肺癌<br>胆管癌<br>慢性淋巴细胞性白血病 |
| | Cabozantinib（卡博替尼） | 肾细胞癌 |
| | Cobimetinib（可美替尼） | 乳腺癌<br>实体瘤<br>胆管癌<br>恶性黑色素瘤 |

#### 1.4.3.4　Imfinzi 与替尼类药物的联用情况

Imfinzi 与替尼类药物的联用情况如表 1.34 所示。

表 1.34　Imfinzi 与替尼类药物的联用情况

| 药物 | 联合替尼类药物 | 适应证 |
|---|---|---|
| Imfinzi + | Ibrutinib（依鲁替尼） | 淋巴瘤<br>慢性淋巴细胞白血病<br>实体瘤 |

#### 1.4.3.5　Bavencio 与替尼类药物的联用情况

Bavencio 与替尼类药物的联用情况如表 1.35 所示。

表 1.35　Bavencio 与替尼类药物的联用情况

| 药物 | 联合替尼类药物 | 适应证 |
|---|---|---|
| Bavencio + | Axitinib（阿西替尼） | 肾细胞癌 |
| | Cabozantinib（卡博替尼） | 肾细胞癌 |

其中，Avelumab 联合阿昔替尼治疗肾细胞癌获 FDA 突破性疗法认定，用于一线治疗晚期肾细胞癌。临床结果显示如下。

①与 Sutent 相比，Bavencio+Inlyta 组合疗法在 PD-L1 阳性（表达水平 ≥ 1%）患者群体中将疾病进展或死亡风险显著降低 39%（中位 PFS：13.8 个月 vs 7.2 个月）、在整个研究群体中将疾病进展或死亡风险显著降低

31%（中位 PFS：13.8 个月 vs 8.4 个月）。

②客观缓解率（ORR）方面，Bavencio+Inlyta 组合疗法是 Sutent 的 2 倍多（55.2% vs 25.5%）。

③ Bavencio+Inlyta 组合疗法的疗效与患者预后无关，在预后好、中、差患者群体中均表现一致。

总结以上各表得出，目前 5 种 PD-1/PD-L1 主要联用的替尼类药物有依鲁替尼、厄洛替尼、阿西替尼、卡博替尼和曲美替尼。联合依鲁替尼主要适应证为非小细胞肺癌，慢性淋巴细胞白血病和淋巴瘤；联合厄洛替尼主要适应证为非小细胞肺癌；联合阿西替尼主要适应证为肾细胞癌；联合卡博替尼主要适应证为肾细胞癌；联合曲美替尼主要适应证为黑色素瘤。当然除了以上各表中列举的替尼类药物外，还有一些未上市的替尼类药物也有联用情况，暂未列出。

## 1.4.4　PD-1/PD-L1 联合溶瘤病毒

目前，免疫治疗对多种肿瘤有效果，但是这类药物针对癌细胞周围能识别的免疫细胞少的"冷肿瘤"有效率很低。溶瘤病毒是具有侵入癌细胞能力的病毒，不仅会直接破坏肿瘤细胞，还会刺激宿主的抗肿瘤免疫反应。根据溶瘤病毒的作用机制来看，溶瘤病毒对肿瘤细胞的感染，能够诱导大量的免疫细胞浸润肿瘤，用其溶瘤特性之长来补检查点抑制剂依赖于 T 细胞浸润之短，就可以将"冷肿瘤"转变为"热肿瘤"，从而增强免疫疗法的抗肿瘤活性。

早在 2015 年年底默沙东便与 PsiOxus 展开了合作，调查 Enadenotucirev（一种溶瘤细胞病毒，通过静脉注射给药，处于 I 期临床）与 PD-1 免疫疗法 Keytruda 联合用药，用于对免疫检查点抑制剂有耐药性的多种肿瘤的治疗潜力。

2016 年 7 月，百时美施贵宝也与 PsiOxus Therapeutics 公司达成一项独家临床合作协议，评估 Enadenotucirev 与 Opdivo 联合治疗一系列肿瘤类型的晚期癌症患者的潜力。

　　现有的临床结果显示，在涉及 21 位转移性黑色素瘤患者的多中心的
Ib 期临床试验中，研究人员评估了 PD-1 抗体 Keytruda 与溶瘤病毒 Imlygic
（T-VEC）联合用药的安全性和有效性，结果表明该联合治疗使得这类患者
的应答率提升至 62%，并且比单独使用 Keytruda 或 T-VEC 治疗的预期缓解
率（通常为 35%～40%）要高得多。

　　目前，这项多中心的Ⅲ期临床试验正在进行招募，将包括来自超过 100
个机构的 660 位患者，旨在进一步评估 PD-1 抗体 Keytruda 联合溶瘤病毒
T-VEC 治疗转移性黑色素瘤患者的有效性（临床编号：NCT02263508）。

　　在 PD-L1 和溶瘤病毒联用方面，也有一些初步研究报道。在一个小鼠
结肠癌模型中进行的试验证实了这一点，单独使用溶瘤病毒或者 PD-L1 单
抗 1 周之后，肿瘤的大小减小了 50% 左右，而两者联用能够减小肿瘤 80%
以上，其中超过 40% 的小鼠体内肿瘤完全消失，并且两者联用能够延长患
癌小鼠的平均生存时间超过 1 个月。进一步的研究发现，两种疗法联用显著
地增加了肿瘤特异的 CD4 和 CD8 阳性的 T 细胞数量，并产生了系统性的针
对肿瘤的免疫反应。

　　可见，溶瘤病毒与 PD-1/PD-L1 的联合治疗肿瘤的效果还是十分显著
的，两者分别为彼此完成了完美的助攻。通过使用溶瘤病毒，大大增加了对
PD-1/PD-L1 抑制剂敏感的肿瘤类型和数量。希望在不久的将来，这种联合
疗法能够造福更多的癌症患者。

　　综上所述，PD-1/PD-L1 与药物联合治疗应该是 PD-1/PD-L1 类抗体的
发展趋势，而联用目前大部分处于临床阶段早期，进一步的临床疗效还待临
床结果的公布。

## 1.4.5   国产 PD-1 类药物的联合应用

目前，国产 PD-1 类药物与其他药物联用的案例比较少，具体情况如表 1.36 所示。

**表 1.36   国产 PD-1 类药物联用情况**

| 药物 | 联合 | 适应证 | 结果 |
|---|---|---|---|
| 特瑞普利单抗（Toripalimab） | 阿西替尼 | 肾癌和黑色素瘤 | 治疗黑色素瘤的 ORR 为 60.6% |
| 信迪利单抗（Sintilimab） | 吉西他滨＋铂类 | 进展或复发性鳞状 NSCLC | 客观缓解率达到 64.7% |
| | 培美曲塞＋铂类 | 晚期或复发性非鳞状细胞癌 | 客观缓解率（ORR）达到 68.4% |

本章使用了 Derwent Innovation 和 incoPat 专利数据库,结合关键词、IPC 分类方法进行专利检索和数据采集,共得到与 PD-1/PD-L1 相关的德温特专利族 2319 项,共 10 923 件专利(检索时间范围为 1962 年至 2018 年 6 月)。专利分析工具上,综合应用了科睿唯安的 DDA、Derwent Innovation 及合享智慧的 incoPat 等工具。

## 2.1　全球专利申请基本状况

### 2.1.1　专利年度分布情况

图 2.1 展示了全球 PD-1/PD-L1 技术相关专利数量的年度变化趋势,总体上专利申请量呈现上升趋势。根据专利申请数量及发展趋势,可以将 PD-1/PD-L1 技术发展分为以下 3 个阶段。

第一阶段(1992—1999 年),PD-1/PD-L1 技术孕育期,年均专利申请量 3 项。最早的 PD-1/PD-L1 专利申请出现在 1992 年,随后的 8 年时间专利申请较少,处于技术孕育期。这段时期的专利申请主要来自日本小野制药和日本京都大学教授本庶佑。1992 年,本庶佑应用削减杂交技术于小鼠凋亡的细胞杂交瘤中首次发现了存在于 T 细胞表面的 PD-1 蛋白,从而开启了对 PD-1 靶点研究的先河。同年,日本的本庶佑和小野制药合作申请相关专利 JP04169991 和 JP2001357749,分别于 1993 年 12 月(JP05336973A)和

2002 年 6 月（JP2002165592A）公开。但是碍于当时的技术水平和研究不够深入，未能在学术界和产业界产生共鸣，因此该阶段专利申请量较少。

第二阶段（2000—2013 年），PD-1/PD-L1 技术波动成长期。该阶段专利申请数量较前一阶段明显上升，年均专利申请量 31 项；期间专利申请量虽有波动，总体上呈上升趋势。该阶段专利申请数量的上升主要得益于 1999 年华裔科学家陈列平教授发现了存在于肿瘤细胞表面的 B7-H1（也叫 PD-L1）蛋白。陈列平在对 B7-H1 分子的研究中，其发现肿瘤表面大量表达该分子后会导致淋巴细胞对肿瘤的杀伤力减弱。随后的研究发现 PD-1 和 PD-L1 的封闭抗体可以增强肿瘤免疫反应，并在动物试验中治疗肿瘤成功，这些发现为抗免疫逃逸肿瘤治疗方法奠定了理论和实践的基础，直接推动了 PD-1 和 PD-L1 抗体这些划时代药物的研发进程。

第三阶段（2014—2017 年），PD-1/PD-L1 技术进入高速发展时期。该阶段专利申请数量直线上升，2017 年专利申请达到 806 项（由于发明专利申请到公开一般有 18 个月的延滞期，2018 年及以后的数据不全，暂未列入）。原因在于，PD-1/PD-L1 的相关药物研究进入临床试验，多项临床研究结果证明，靶向作用于 PD-1 和 PD-L1 的 T 细胞检查点抑制剂，对多种癌症具有治疗效果。此外，也与几大标志性新闻事件有关：2013 年，肿瘤免疫治疗被 *Science* 杂志评为年度十大科技突破之首，为转移性晚期肿瘤治疗带来新希望；2014 年以来，默沙东的 Keytruda（Pembrolizumab，派姆单抗）、百时美施贵宝的 Opdivo（Nivolumab，纳武单抗）和罗氏的 Tecentriq（Atezolizumab，阿特朱单抗）等药物分别获 FDA 批准上市。面对创新药和孤儿药带来的巨大利润，更多的研究机构和公司想要在 PD-1/PD-L1 免疫治疗药物的研究领域分一杯羹，加快了对 PD-1/PD-L1 的研究步伐，同时也进行了专利申请。近 5 年来，中国以恒瑞医药、信达生物、君实生物和百济神州为首的几十家企业也投入了 PD-1/PD-L1 单抗研发。目前已有卡瑞利珠单抗（恒瑞医药）、信迪利单抗（信达生物）和特瑞普利单抗（君实生物）3 款国产药物获国家药品监督管理局批准上市，百济神州的 BGB-A317 处于上市申请阶段。可以预测，未来 PD-1/PD-L1 药物专利申请量仍会有持续增长的趋势，发展前景毋庸置疑。

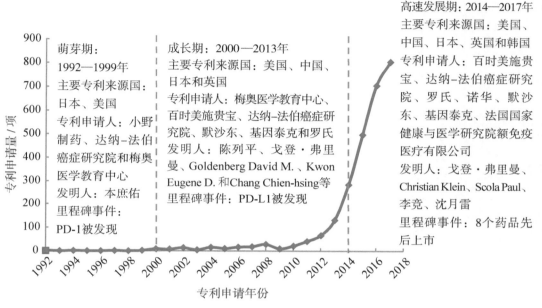

**图 2.1　全球 PD-1/PD-L1 技术专利申请趋势**

## 2.1.2　技术生命周期

　　一般而言，技术的发展需要经过 4 个阶段：第一阶段为技术孕育期；在此期间企业进入意愿低，专利申请数量和申请人数量均很少；第二阶段为技术成长期，这一阶段产业技术有突破或厂商对于市场价值有了认知，竞相投入发展，专利申请量与专利申请人数急速上升；第三阶段为技术成熟期，厂商投资与研发的资源不再扩张，只剩少数继续发展此类技术，且因其他厂商进入此市场意愿低或技术门槛较高，专利申请量与专利申请人数成长逐渐减缓；第四阶段为技术瓶颈期，产业技术研发遇瓶颈难以突破或此类产业已过于成熟，专利申请量与专利申请人数呈现负成长。

　　从图 2.2 可以看出，全球 PD-1/PD-L1 技术经过 20 世纪 90 年代的第一阶段技术孕育期和 21 世纪前 10 余年的技术波动成长期后，在 2013 年前后正式进入第二阶段技术成长期，并快速发展。专利申请人数量和专利数量总体出现大幅增长，直至 2017 年专利申请人和专利族数量分别达到 742 人和 806 项，目前仍处于高速发展期。

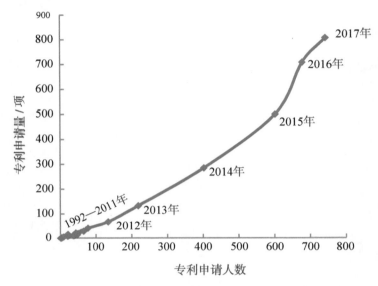

**图 2.2   全球 PD-1/PD-L1 技术生命周期**

## 2.2   专利技术分析

### 2.2.1   热点技术分析

IPC 分类分析是指将专利技术按 IPC 分类号排序，统计分析不同技术领域专利申请技术情报，从而获知该领域的技术构成情况及专利申请人关注的技术点等内容。

通常情况下，一件专利可以同时具有多个 IPC 分类号。本次分析按 IPC 大组进行排序，发现 A61K-39（含有抗原或抗体的医药配制品）、C07K-16（免疫球蛋白，如单克隆或多克隆抗体）和 A61P-35（抗肿瘤药）3 组分类号的专利数量最多。从表 2.1 可以看出，PD-1/PD-L1 专利申请的领域，涉及医药制品的专利最多，其次是免疫球蛋白和多肽相关专利，再次是抗肿瘤药物的专利。

表 2.1　PD-1/PD-L1 技术专利 IPC 分类分析

| IPC | 专利数量 / 项 | IPC 分类含义 |
| --- | --- | --- |
| A61K-39 | 1179 | 含有抗原或抗体的医药配制品 |
| C07K-16 | 970 | 免疫球蛋白，如单克隆或多克隆抗体 |
| A61P-35 | 785 | 抗肿瘤药 |
| C12N-15 | 442 | 突变或遗传工程；遗传工程涉及的 DNA 或 RNA，载体 |
| A61K-31 | 382 | 含有机有效成分的医药配制品 |
| G01N-33 | 331 | 借助于测定材料的化学或物理性质来测试或分析材料 |
| A61K-38 | 315 | 含肽的医药配制品 |
| C07K-14 | 304 | 具有多于 20 个氨基酸的肽；促胃液素；生长激素释放抑制因子；促黑激素 |
| C12N-05 | 284 | 未分化的人类、动物或植物细胞，如细胞系 |
| A61K-35 | 268 | 含有其有不明结构的原材料或其反应产物的医用配制品 |
| A61K-45 | 238 | 医用配制品 |
| C12Q-01 | 167 | 包含酶或微生物的测定或检验方法 |
| A61P-37 | 146 | 治疗免疫或过敏性疾病的药物 |
| A61K-47 | 138 | 以所用的非有效成分为特征的医用配制品 |
| C07K-19 | 102 | 杂合肽 |

　　图 2.3 是通过 Derwent Innovation 的 ThemeScape 专利聚类图分析 PD-1/PD-L1 领域的技术研究热点。主要集中在四大方向：①联合免疫治疗；②联合小分子靶向药物治疗；③疗效预测生物标志物的检测；④在治疗各种肿瘤中的应用。图中 PD-1/PD-L1 联合其他免疫检查点治疗方案的山峰最高，提示该领域专利数量多，是研究热点。此外，在联合小分子靶向药物治疗方面，烷基取代盐、小分子聚酰胺、卤代烃和杂环化合物等是研发热点。PD-1/PD-L1 治疗的适应证主要集中在非小细胞肺癌、膀胱癌、头颈癌、胃癌、前列腺癌、胰腺癌、甲状腺癌、皮肤癌和白血病等。

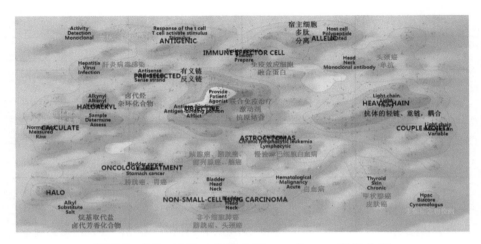

图 2.3　PD-1/PD-L1 技术 ThemeScape 聚类分析

## 2.2.2　联合治疗类型分析

由于 PD-1/PD-L1 抗体作为免疫疗法，主要针对的是癌症晚期患者，所以其单药治疗的总缓解率绝大多数未超过 30%。PD-1/PD-L1 联合其他药物治疗是提高疗效争取一线治疗方案，以及扩展适应证的有效方法。

本部分对 PD-1/PD-L1 联合治疗类型进行分析（图 2.4），发现 PD-1/PD-L1 联合免疫治疗的专利最多，达 1239 项；其次是联合分子靶向治疗方案，专利达 927 项；随后是联合化疗（771 项）、联合放疗（453 项）和联合疫苗治疗（419 项）；联合溶瘤病毒的相关专利最少，仅 81 项。

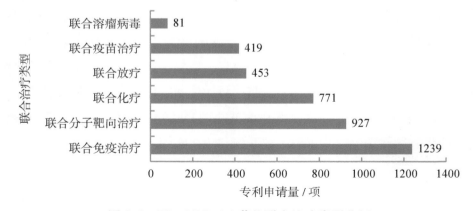

图 2.4　PD-1/PD-L1 药物联合治疗类型分析

　　进一步对联合免疫治疗（图 2.5）和联合分子靶向治疗（图 2.6）方案进行深入分析。发现在众多联合免疫治疗方案中，PD-1/PD-L1 联合免疫检查点抑制剂 CTLA-4 的专利最多，达 1002 项；远高于排名第二至第五的 LAG-3（549 项）、TIM-3（483 项）、OX40（353 项）和 BTLA（284 项）。CTLA-4 和 PD-1 两种抑制负面免疫调节的癌症疗法由美国得克萨斯大学奥斯汀分校免疫学家詹姆斯·艾利森和日本京都大学教授本庶佑分别发现，两位科学家获得了 2018 年度诺贝尔生理学或医学奖。两种单抗药物存在不同的细胞机制，两药联合治疗黑色素瘤效果更好。相比 CTLA-4、PD-1 单药治疗，联合两种药物治疗的死亡风险分别下降了 46% 和 35%，完美实现了 1+1 > 2 的放大效应。因此"CTLA-4 + PD-1"治疗方案成为当今免疫检查点抑制剂联合治疗的研究热点。

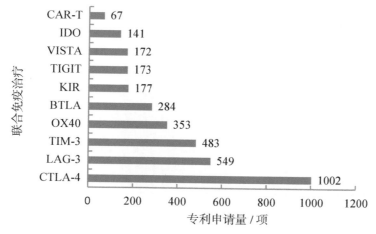

图 2.5　PD-1/PD-L1 联合免疫治疗类型分析

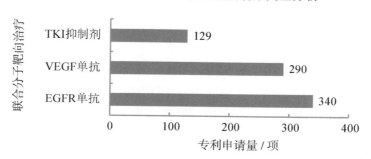

图 2.6　PD-1/PD-L1 联合分子靶向治疗类型分析

在联合分子靶向治疗方案中，PD-1/PD-L1 联合生物大分子的表皮生长因子受体（EGFR）单抗、血管内皮生长因子（VEGF）单抗专利较多，分别为 340 项、290 项；"PD-1/PD-L1 + 酪氨酸激酶抑制剂靶向药物（TKI）"方案专利相对较少，仅 129 项。

### 2.2.3　新兴技术分析

表 2.2 对 PD-1/PD-L1 技术领域 2016—2018 年首次使用且专利数量较多的 IPC 代码进行汇总。其中，专利数最多的是 A61K-31（含有机有效成分的医药配制品）；其次是 C12N-15（突变或遗传工程；遗传工程涉及的 DNA 或 RNA，载体）。这些首次使用的 IPC 代码聚集领域，可能是未来 PD-1/PD-L1 技术领域新的研发热点所在。

表 2.2　PD-1/PD-L1 技术领域 2016—2018 年首次使用的 IPC 代码

| IPC | 专利数量 / 项 | IPC 分类含义 |
| --- | --- | --- |
| A61K-31 | 63 | 含有机有效成分的医药配制品 |
| C12N-15 | 13 | 突变或遗传工程；遗传工程涉及的 DNA 或 RNA，载体 |
| A61K-39 | 11 | 含有抗原或抗体的医药配制品 |
| A61K-47 | 11 | 以所用的非有效成分为特征的医用配制品 |
| G01N-33 | 10 | 借助于测定材料的化学或物理性质来测试或分析材料 |
| C12Q-01 | 8 | 包含酶或微生物的测定或检验方法 |

## 2.3　专利区域分析

### 2.3.1　专利来源区域分布

通过对专利的优先权国家 / 地区分析，可以获得某技术领域专利的技术来源区域分布。由图 2.7 可以看出，在 PD-1/PD-L1 技术领域，有近 2/3 的专利来自美国，表明美国企业和科研单位非常重视 PD-1/PD-L1 的研发，技术实力雄厚；其次是中国、日本和英国。中国排名第二位，也表现出不错的成绩，但显而易见与美国的差距还是非常巨大。

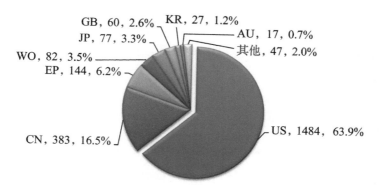

US—美国；CN—中国；EP—欧洲专利局；WO—世界知识产权组织；
JP—日本；GB—英国；KR—韩国；AU—澳大利亚。

**图 2.7　PD-1/PD-L1 专利来源区域分布**
（注：图 2.8 至图 2.10 中英文缩写词含义与此相同）

## 2.3.2　主要技术来源国专利申请时间分布

从主要专利来源地区专利申请时间分布情况上看（图 2.8），美国和日本是全球 PD-1/PD-L1 技术研发的先行者，21 世纪初期就开始申请了该技术领域的专利，并同时开启了技术孕育期。2013 年以前，美国在该技术领域已申请了 303 项专利，日本有 13 项。中国起步较晚，至 2006 年才开始申请了第一项相关专利，但是 2012 年以后奋起直追，专利数量超越日本，位居全球次席，这与中国生物医药企业和研究机构对该技术领域的研发投入增大

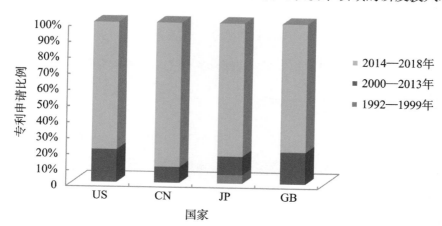

**图 2.8　PD-1/PD-L1 主要技术来源国专利申请时间分布**

有关。值得一提的是，美、日两国的专利申请虽起步早，但 80% 以上的专利集中在 2013 年以后；中国企业虽起步较晚，但增加研发投入、开展针对性的专利布局仍有赶超机会。

### 2.3.3  主要国家专利技术布局

图 2.9 对主要专利来源国在六大联合治疗领域的专利申请情况进行分析，可知美国在 PD-1/PD-L1 联合其他免疫检查点治疗、分子靶向治疗、联合化疗、联合放疗和联合疫苗治疗等方面研发投入较均衡，相对侧重于联合免疫治疗方向；日本的相关专利也有近 50% 涉及联合免疫治疗。相比之下，中国研发机构更侧重于联合分子靶向治疗方向，在联合免疫治疗方向的研究并不多；联合疫苗治疗和溶瘤病毒治疗的研究投入更少。

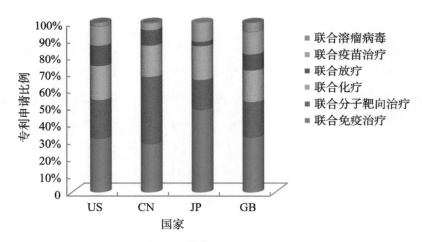

**图 2.9    主要专利来源国 PD-1/PD-L1 技术布局**

### 2.3.4  主要国家全球专利布局

图 2.10 分析了美、中、日、英这 4 个 PD-1/PD-L1 专利数量较多的国家在全球专利布局的情况。可以发现，美国和日本均十分重视向海外申请专利。为了在世界各地销售其 PD-1/PD-L1 抗肿瘤药品，抢占市场，美国在中国、加拿大、澳大利亚、日本、韩国和欧洲地区均申请了大量专利；其专利申请策略是：先布局大量 PCT 专利，再指定到全球其他国家和地区。日本也十

分注重 PCT 专利的申请，PCT 专利占比 79%，同时也积极在中国和欧美地区申请专利。从美、日的同族专利申请情况也可以反映出其外向型的市场战略。

　　相比之下，中国申请人向海外布局 PD-1/PD-L1 专利的比例相对较少，PCT 专利仅占比 28%，专利申请主要集中在本国。这说明近年来国内创新主体对 PD-1/PD-L1 药物研发投入和专利保护意识虽有所增强，但值得向国外申请专利的真正有价值的技术较少，侧面印证了中国在 PD-1/PD-L1 领域核心技术的缺失。

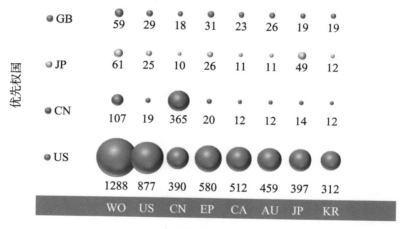

图 2.10　主要专利国家全球专利族布局

## 2.4　专利申请人分析

### 2.4.1　主要专利申请人

　　图 2.11 给出了全球 PD-1/PD-L1 技术领域的主要专利申请人。排名前五的是百时美施贵宝、达纳 – 法伯癌症研究院、罗氏、默沙东和诺华公司，分别申请了 82 项、73 项、64 项、54 项和 49 项相关专利，包括 3 家 PD-1/PD-L1 抗肿瘤产品最早获得美国 FDA 上市批准的企业。从专利申请人所属国家分布看，排名 Top 24 的专利申请人均为国外的研发机构，主要集中在美国，其次是瑞士和英国。在新药研发领域，美国具有极为显著的优势，也验

证了大部分新药的专利创始国大部分都是美国的这一结论。同时也可以看出，针对 PD-1/PD-L1 靶点药物的研发，是以企业为主体，以保护市场为目的，最终以获得丰厚的利润为研发动力。这些企业可能是未来国内药企争夺本土市场的重点竞争对手。

### 2.4.2　主要专利申请人专利申请时间分布

从主要专利申请人的专利申请时间分布情况上看（图 2.12），达纳-法伯癌症研究院、梅奥医学教育中心和小野制药是全球 PD-1/PD-L1 技术研发的先行者，21 世纪初期就开始大量申请了相关专利；很多是该领域的基础、核心专利。但是，近 5 年来，梅奥医学教育中心和小野制药的相关专利相对较少，这两家机构的专利申请主要集中在 2013 年及以前。而 Top 24 的专利申请人中，多数机构的专利申请是集中在 2013 年以后，尤其是再生元、诺华、辉瑞和默克公司，是该技术领域的后起之秀。总体而言，国外医药巨头在该领域的专利布局均集中在近 5 年内，中国企业虽起步较晚，但增加研发投入、抓紧研发步伐，及时申请相关专利，仍有赶超机会。

### 2.4.3　主要专利申请人技术特长

从图 2.13 可知，在 PD-1/PD-L1 领域各主要专利申请人的技术特长各有不同。百时美施贵宝、达纳-法伯癌症研究院和默沙东公司在 PD-1/PD-L1 联合其他免疫检查点治疗、分子靶向治疗、联合化疗、联合放疗和联合疫苗治疗等方面研发投入较均衡，相对侧重于联合免疫治疗方向；而罗氏公司则更注重于联合分子靶向治疗和化疗的研发；法国国家健康与医学研究院、莫菲特癌症中心研究所公司和葛兰素史克的联合用药研发重点主要放在联合免疫治疗领域；默克公司则更侧重于联合放疗、化疗的研发。

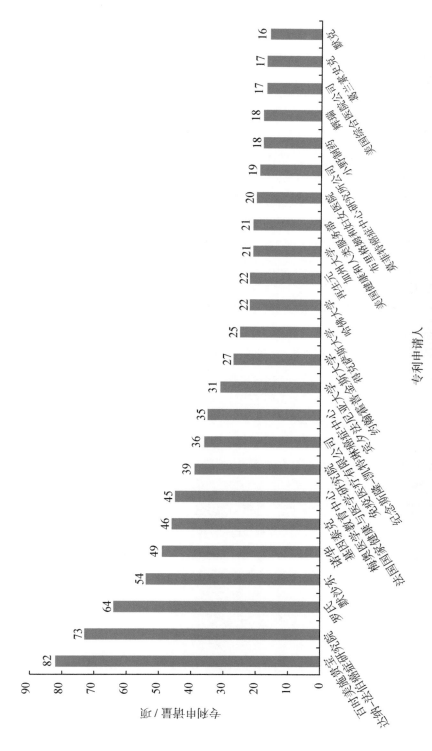

图 2.11　PD-1/PD-L1 主要专利申请人

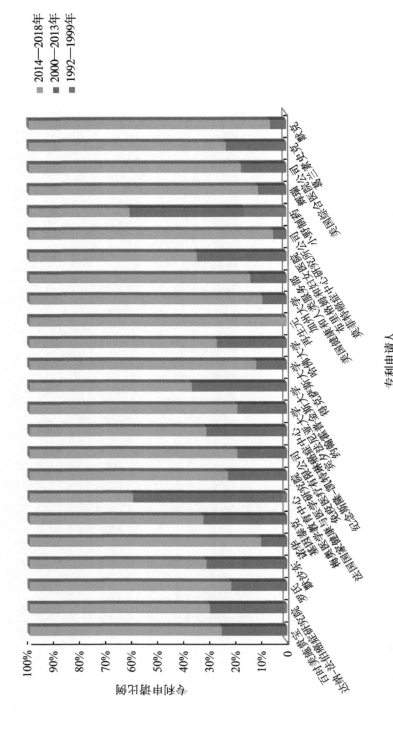

图 2.12　PD-1/PD-L1 主要专利申请人专利申请时间分布

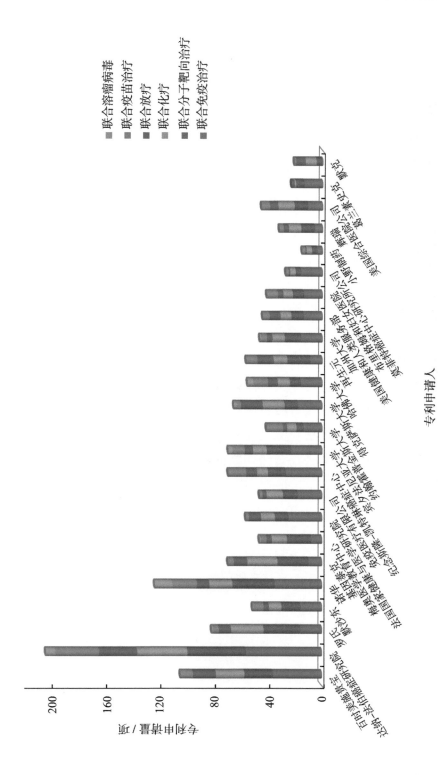

图 2.13　PD-1/PD-L1 主要专利申请人技术特长

### 2.4.4    主要专利申请人合作分析

创新主体之间的技术合作不仅可促进创新主体之间互相取长补短，增强自身的技术创新能力，扩大在该技术领域的影响力和竞争力，也能促进专利申请质量提高。如图 2.14 所示，罗氏与其旗下子公司基因泰克公司合作申请了 32 项 PD-1/PD-L1 相关专利，该公司的 PD-L1 抗体 Atezolizumab（商品名 Tecentriq）已于 2016 年 5 月获 FDA 批准上市，作为二线药物用于治疗晚期膀胱癌。达纳－法伯癌症研究院和哈佛大学联合申请了 15 项专利，前者是以癌症治疗疗法为主的研究机构，其与哈佛大学等几个高校通常组成联合申请人，在 PD-1/PD-L1 技术领域合作密切，且具有较强的专利布局意识。除此之外，达纳－法伯癌症研究院还与诺华公司合作申请了 9 项专利；与布里格姆和妇女医院、美国综合医院公司和宾夕法尼亚大学也均有 PD-1/PD-L1 相关专利合作申请。诺华公司与高校院所在该领域的合作也比较多见，其与宾夕法尼亚大学、达纳－法伯癌症研究院和哈佛大学分别联合申请了 14 项、9 项和 7 项专利。其他机构的合作申请情况有：默克和辉瑞合作申请了 9 项专利；百时美施贵宝和小野制药合作申请了 4 项专利；默沙东与辉瑞、葛兰素史克分别合作申请了 3 项专利。总体而言，由于市场竞争极为激烈，国外公司与公司之间的专利合作申请较少；合作申请专利的情况主要出现在公司与研究机构之间、研究机构与研究机构之间。

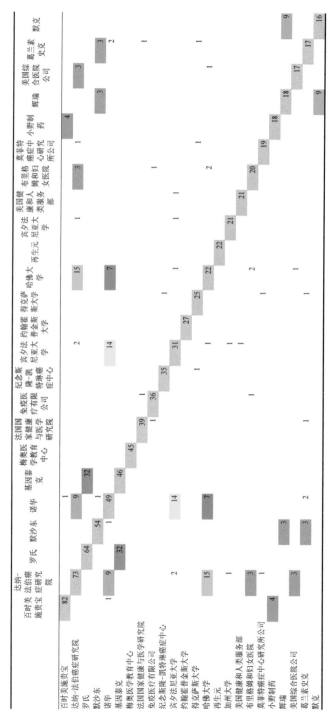

图 2.14 PD-1/PD-L1 技术领域主要专利申请人合作情况

## 2.5　重要专利分析

### 2.5.1　技术引证分析

专利技术印证分析是当前专利情报分析的主要手段之一，其基本原理是：依据某项专利被其他专利引用的频次来评价该专利的价值和影响力，依据某申请人专利被其他申请人专利引用的频次来评价该企业的行业地位。这当中所蕴含的基本假设是：专利被引频次与专利价值正相关，高被引专利对产业技术发展产生着持续的影响，具有较高的经济价值和技术价值。此外，通过技术引证分析，可以发现专利被其他申请人的引用情况，也可以从中寻求许可机会，追踪技术发展及识别专利权人的专利保护策略。

表 2.3 列举了 PD-1/PD-L1 技术领域被引 100 次以上的高被引专利。这些专利主要来自达纳－法伯癌症研究院、百时美施贵宝公司、小野制药、梅奥医学教育中心和安普利穆尼股份有限公司等医药研发巨头。

**表 2.3　PD-1/PD-L1 技术领域高被引专利**

| 优先权号 | 优先权日 | 标题 | 申请人 | 被引次数 |
|---|---|---|---|---|
| EP09013687 | 2006/5/2 | 程序性死亡蛋白 1（PD-1）的人单克隆抗体及使用抗 PD-1 抗体来治疗癌症的方法 | 小野制药 | 709 |
| EP00959394 | 2000/8/23 | 用于筛查抗 PD-1 抗体的测定法及其用途 | 达纳－法伯癌症研究院 | 397 |
| EP03741154 | 2003/7/2 | Immunopotentiative 组合物 | 本庶佑等 | 396 |
| EP09811805 | 2009/8/25 | PD-1 拮抗剂及其使用方法 | 安普利穆尼股份有限公司 | 341 |
| EP06784684 | 2006/6/8 | 通过抑制程序性细胞死亡 1（PD-1）途经治疗持续性感染和癌症的方法及组合物 | 达纳－法伯癌症研究院等 | 203 |
| US09915789 | 2001/7/26 | B7-DCH3 和 B7-H4，新的免疫调节分子 | 梅奥医学教育中心 | 187 |
| EP10833923 | 2010/11/24 | 针对 B7-H1 的靶向结合剂 | 米迪缪尼有限公司 | 187 |
| AU2001271731 | 2001/6/29 | PD-L2 分子：新型 PD-1 配体及其用途 | 戈登·弗里曼等 | 184 |

续表

| 优先权号 | 优先权日 | 标题 | 申请人 | 被引次数 |
|---|---|---|---|---|
| US10293809 | 2002/11/12 | 调节免疫细胞的试剂及其使用方法 | 惠氏公司 | 181 |
| US09875338 | 2001/6/6 | 编码的多核苷酸 BSL2v1c2-Ig | 百时美施贵宝公司 | 176 |
| US10115615 | 2002/4/2 | PD-1，B7-4 受体及其用途 | 达纳 – 法伯癌症研究院 | 165 |
| US61647442 | 2012/5/15 | 通过破坏 PD-1/PD-L1 信号传输的免疫治疗 | 百时美施贵宝公司 | 158 |
| EP12774724 | 2012/4/19 | 结合 B7-H1 和 PD-1 的抗体和其他分子 | 安普利穆尼股份有限公司 | 140 |
| US10127282 | 2002/4/22 | 方法的增强 T 细胞反应性 | 陈列平等 | 137 |
| US09896738 | 2001/6/29 | B7 样分子及其用途 | 安进公司 | 115 |
| US09620461 | 2000/7/20 | B7-DCH2 分子，B7 家族新成员及其应用 | 美国千禧制药公司 | 110 |
| US61563903 | 2011/11/28 | 抗 PD-L1 抗体及其用途 | 默克 | 110 |
| JP06055224 | 1994/3/1 | 与人类细胞逐渐死亡相关的新的肽类及其编码它的 DNA | 小野制药 | 106 |
| EP13737946 | 2013/7/2 | 结合淋巴细胞活化基因 -3（LAG-3）的抗体的优化及该抗体的用途 | 百时美施贵宝公司 | 105 |
| US09451291 | 1999/11/30 | B7-H1，一种新的免疫调节分子 | 梅奥医学教育中心 | 103 |
| US61931512 | 2014/1/24 | PD-1 的抗体分子及其用途 | 达纳 – 法伯癌症研究等 | 103 |

## 2.5.2　同族专利分析

　　一项发明可以在多个国家和地区申请专利保护，获得专利授权的国家的数量定义为一项专利的同族数量。由于国外专利申请和维持的费用远高于国内专利，因此国外专利申请比国内专利申请更能说明专利的价值。同族专利数也常被用来评估专利质量和影响力。

　　通过同族专利分析，可以识别专利权人的专利保护策略。表 2.4 列举了 PD-1/PD-L1 技术领域专利家族成员数量较高的专利。这些专利主要来自百时美施贵宝、达纳 – 法伯癌症研究院、瑞泽恩制药和安普利穆尼等医药研发巨头。

表 2.4　PD-1/PD-L1 技术领域高同族专利分析

| 优先权号 | 优先权日 | 标题 | 申请人 | 族成员数 |
|---|---|---|---|---|
| EP09013687 | 2006/5/2 | 程序性死亡蛋白 1（PD-1）的人单克隆抗体及使用抗 PD-1 抗体来治疗癌症的方法 | 小野制药 | 98 |
| EP09811805 | 2009/8/25 | PD-1 拮抗剂及其使用方法 | 安普利穆尼股份有限公司 | 77 |
| US61917264 | 2013/12/17 | 用 PD-1 轴结合拮抗剂和紫杉烷治疗癌症的方法 | 罗氏公司 | 73 |
| US61310692 | 2010/3/4 | 与 B7-H3 反应性的抗体、其免疫学活性片段及其用途 | 宏观基因有限公司 | 71 |
| EP00959394 | 2000/8/23 | 用于筛查抗 PD-1 抗体的测定法及其用途 | 达纳 – 法伯癌症研究院 | 67 |
| EP13737946 | 2013/7/2 | 结合淋巴细胞活化基因 -3（LAG-3）的抗体的优化及该抗体的用途 | 百时美施贵宝公司 | 64 |
| EP06784684 | 2006/6/8 | 通过抑制程序性死亡蛋白 1（PD-1）途经治疗持续性感染和癌症的方法及组合物 | 达纳 – 法伯癌症研究院等 | 62 |
| EP03741154 | 2003/7/2 | Immunopotentiative 组合物 | 本庶佑等 | 52 |
| US09875338 | 2001/6/6 | 编码的多核苷酸 BSL2v1c2-Ig | 百时美施贵宝公司 | 52 |
| US11433276 | 2006/5/12 | 组合物和方法用于调节免疫应答 | GAO ZEREN 等 | 51 |
| EP09793296 | 2009/10/2 | CD86 拮抗物多靶点结合蛋白 | 新兴产品开发西雅图有限公司 | 49 |
| EP10833923 | 2010/11/24 | 针对 B7-H1 的靶向结合剂 | 米迪缪尼有限公司 | 44 |
| US61930582 | 2014/1/23 | 针对 PD-L1 的人抗体 | 瑞泽恩制药公司 | 37 |
| US61867976 | 2013/8/20 | 肿瘤免疫调节 | 默沙东公司 | 36 |
| US61918847 | 2013/12/20 | 犬化鼠抗犬 PD-1 抗体 | 英特维特国际股份有限公司 | 35 |
| AU2001271731 | 2001/6/29 | PD-L2 分子：新型 PD-1 配体及其用途 | 戈登·弗里曼等 | 33 |
| US62050948 | 2014/9/16 | 使用抗 NKG2A 抗体的治疗方案 | 依奈特制药公司 | 32 |
| EP13774596 | 2013/10/2 | 抗 KIR 抗体和抗 PD-1 抗体的组合用于治疗癌症 | 百时美施贵宝公司 | 31 |
| US62168449 | 2015/5/29 | 用于治疗肺的癌症的多核苷酸 Toll 样受体 9 激动剂的肺内施用 | 戴纳瓦克斯技术公司 | 31 |
| US61930576 | 2014/1/23 | 抗 PD-1 的人抗体 | 瑞泽恩制药公司 | 29 |

### 2.5.3　诉讼专利分析

对专利诉讼案件进行分析有助于市场主体提高专利意识，提升专利申请的质量，也能为市场主体制定专利发展策略提供一定的帮助。一般来说，专利授权后被异议的可能性越大、诉讼案件越多，提示该专利的商业价值越高，其中"抵御成功"的专利的稳定性更强，价值更高。因此，专利诉讼分析也是获取核心专利和高价值专利的有效方法之一。

表 2.5 列举了 PD-1/PD-L1 技术领域部分涉及诉讼的专利，其中百时美施贵宝和小野制药因其开展相关基础研究较早，申请的核心专利较多，因此涉及的专利诉讼也比较多。

表 2.5　PD-1/PD-L1 技术领域诉讼专利分析

| 专利标题 | 公开号 | 专利权人 | 诉讼时间 |
| --- | --- | --- | --- |
| B7-H1 Antibodies | US8981063B2 | 梅奥医学教育中心 | 2017/10/13 |
| Immunopotentiative composition | US9402899B2 | 小野制药 | 2017/7/26 |
| Monoclonal antibodies to programmed death 1 (PD-1) | US8779105B2 | 百时美施贵宝 | 2016/4/15 |
| Methods for treating cancer using anti-PD-1 antibodies | US9084776B2 | 百时美施贵宝 | 2016/4/15 |
| Immunopotentiative composition | US8728474B2 | 小野制药 | 2015/9/25 |
| Immunopotentiative composition | US9073994B2 | 小野制药 | 2015/9/25 |
| Immunopotentiative composition | US9067999B1 | 小野制药 | 2015/9/25 |
| Method for treatment of cancer by inhibiting the immunosuppressive signal induced by PD-1 | US7595048B2 | 小野制药 | 2015/9/25 |
| Treatment method using anti-PD-L1 antibody | US8168179B2 | 小野制药 | 2015/9/25 |

目前，百时美施贵宝的 Opdivo 和默沙东的 Keytruda 均已进入中国市场。然而，对于中国的癌症患者来讲，Opdivo 约 15 万美元 / 年的药物成本，无疑是一笔不小的开支。中国 PD-1/PD-L1 药物产业虽然起步较晚，但是借助后发优势和政策引导，目前已有多达 20 家企业参与竞争，在研的 PD-1 单抗药多达 11 种，PD-L1 单抗药多达 5 种，已获批准上市 3 种：卡瑞利珠单抗、信迪利单抗和特瑞普利单抗。这些药品一旦开发成功，将大幅降低中国 PD-1/PD-L1 药物治疗的价格。

本章对向中国国家知识产权局提出申请的中国专利做进一步分析，共涉及专利家族 857 项。

## 3.1 中国专利申请基本状况

### 3.1.1 专利年度分布情况

图 3.1 显示了 PD-1/PD-L1 技术领域中国专利的申请趋势。由图 3.1 可知，2011 年以前，中国 PD-1/PD-L1 相关专利较少，仅有 58 项，主要来自基因泰克、罗氏、达纳－法伯癌症研究院公司、百时美施贵宝和默沙东等国外机构的零星申请。第一项 PD-1/PD-L1 中国专利是小野制药于 1994 年申请的 JP199455224A，小野以该专利为优先权于 1995 年进入中国，专利公开号为 CN1113518A。2013 年前后，PD-1/PD-L1 中国专利数量迅猛增长，

于 2016 年达到 259 项。

　　中国机构的相关专利申请起步较晚，2006 年苏州大学申请了第一项 PD-1/PD-L1 专利（CN101104640A），涉及抗人 PD-L1 单克隆抗体 2H11 和 10E10，其制备方法及这些单克隆抗体在抑制肿瘤相关的 PD-L1 诱导的特异性 CTL 的凋亡，以及检测胃癌组织中 PD-L1 分子作为胃癌预后判断的生物学指标中的应用。

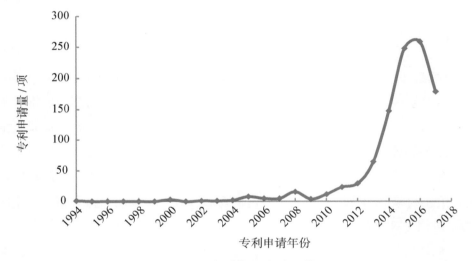

**图 3.1　中国专利申请趋势**

### 3.1.2　专利类型及法律状态分析

　　由图 3.2 可以看出，PD-1/PD-L1 中国专利主要为发明专利，占比 99.9%，其中发明授权有效 42 项，占比 5%；发明失效 28 项，占比 3%；实用新型专利仅 1 项。在中国，一项发明专利从申请到授权需要 2~3 年时间；然而目前 PD-1/PD-L1 领域中国专利的授权率比较低，大多数专利处于公开或实质审查状态，这说明国家知识产权局对 PD-1/PD-L1 药物的审查十分重视和谨慎。

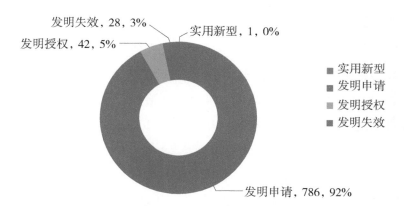

**图 3.2　中国专利类型及法律状态分析**

## 3.2　专利技术分析

### 3.2.1　热点技术分析

从表 3.1 可以看出，中国专利的 IPC 分布情况和全球专利 IPC 分布情况相似，主要集中在 A61K-39（含有抗原或抗体的医药配制品）、A61P-35（抗肿瘤药）和 C07K-16（免疫球蛋白，如单克隆或多克隆抗体）这 3 组分类号。中国专利申请的领域，涉及医药制品的专利最多，其次是免疫球蛋白和多肽相关专利，再次是抗肿瘤药物的专利。

**表 3.1　PD-1/PD-L1 技术中国专利 IPC 分类分析**

| IPC | 专利数量 / 项 | IPC 分类含义 |
| --- | --- | --- |
| A61K-39 | 418 | 含有抗原或抗体的医药配制品 |
| A61P-35 | 365 | 抗肿瘤药 |
| C07K-16 | 356 | 免疫球蛋白，如单克隆或多克隆抗体 |
| C12N-15 | 260 | 突变或遗传工程；遗传工程涉及的 DNA 或 RNA，载体 |
| C12N-5 | 148 | 未分化的人类、动物或植物细胞，如细胞系 |
| G01N-33 | 119 | 借助于测定材料的化学或物理性质来测试或分析材料 |
| A61K-35 | 117 | 医用配制品 |
| A61K-31 | 109 | 含有机有效成分的医药配制品 |
| A61K-38 | 103 | 含肽的医药配制品 |
| C07K-14 | 89 | 具有多于 20 个氨基酸的肽 |

　　图 3.3 通过 Derwent Innovation 的 ThemeScape 专利聚类图分析 PD-1/
PD-L1 领域中国专利的研究热点。主要集中在两大方向：①联合免疫治疗；
②在治疗各种肿瘤中的应用。其中 PD-1/PD-L1 联合其他免疫治疗方法的专
利主要是 PD-1/PD-L1 联合 CAR-T 细胞免疫治疗，这与全球专利研发热点
分布有所不同。在治疗病种方面，PD-1/PD-L1 在头颈癌、前列腺癌、肾细
胞癌、白血病治疗中的应用是研究热点。

　　由于发病机制、环境条件、生活习惯和人种差异等多种复杂因素共同
作用，国内癌症的主要种类和发病率与欧美等国存在着较大差异。美国居民
发病率较高的癌症类型是肺癌、直肠癌、黑色素瘤、膀胱癌和乳腺癌；食
管癌、胃癌、肝癌发病率相对较低。据 2017 年发布的《中国肿瘤的现状和
趋势》报告显示，中国居民发病率最高的 5 个癌症是肺癌、胃癌、食管癌、
肝癌和结直肠癌。但是，从专利申请的情况来看，中国专利并没有针对国内
高发性的癌种进行针对性的专利布局，这值得国内企业高度重视，应适时调
整研发和专利布局策略，将重点放在中国高发性的癌种上。这一方面可以结
合国际 PD-1/PD-L1 药物的研发先例，规避研发失败的风险；另一方面则是
根据国内癌症统计数据，开发国内患病率较高的临床适应证，以拓展更为广
阔的市场空间，同时临床试验也能更方便地招募受试患者。

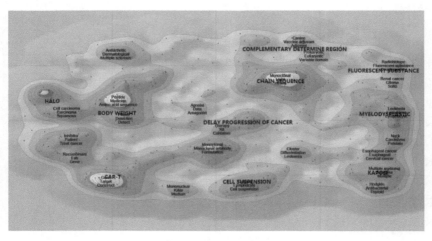

图 3.3　中国专利 ThemeScape 聚类分析

### 3.2.2　联合治疗类型分析

如图 3.4 所示，中国专利中 PD-1/PD-L1 联合其他免疫检查点治疗和联合分子靶向治疗的专利较多，分别为 350 项和 320 项；随后是联合化疗（209 项）、联合放疗（143 项）和联合疫苗治疗（126 项）；联合溶瘤病毒的相关专利最少，仅 21 项。

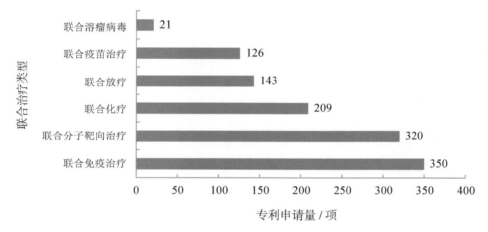

**图 3.4　中国专利 PD-1/PD-L1 药物联合治疗类型分析**

## 3.3　专利区域分析

### 3.3.1　中国专利来源区域分布

通过对专利的优先权国家 / 地区分析，可以获得某技术领域专利的技术来源区域分布。由图 3.5 可以看出，在 857 项中国专利中，仅有 365 项来自国内的申请人，占比 42.6%；而来自国外机构的专利有 492 项，占比 57.4%，其中 45.5% 来自美国的机构。这表明国外企业和科研单位非常重视中国市场，对中国的专利布局已非常深入。在国内省市排名中，上海、江苏的 PD-1/PD-L1 专利最多，分别为 77 项和 68 项，占比 9.0% 和 7.9%，处于第一梯队；随后是北京（51 项）、广东（39 项）、浙江（24 项）和河南（22 项）；其他省市的相关专利则较少，均不超过 20 项。

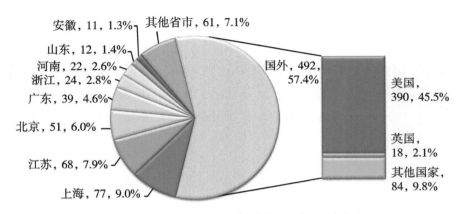

**图 3.5　PD-1/PD-L1 中国专利来源区域分布**

### 3.3.2　主要来源地区专利技术布局分析

由图 3.6 可知，国外在中国专利大部分涉及 PD-1/PD-L1 联合其他治疗方案，其中联合免疫治疗和联合分子靶向治疗的专利最多。而中国主要省市的专利，则主要是保护 PD-1/PD-L1 抗体本身，涉及联合其他药物治疗的很少。进一步分析中国 8 个主要省市专利技术布局情况（图 3.7）发现，国内的企业和科研机构在 PD-1/PD-L1 联合治疗技术方面大部分专利集中在联合分子靶向治疗，不过专利数量较少，仅 75 项；联合免疫治疗方案次之，仅 61 项；联合化疗排名第三，仅 25 项。联合放疗、联合疫苗治疗和联合溶瘤病毒的专利很少，属于国内 PD-1/PD-L1 药物相关研究的技术空白点。

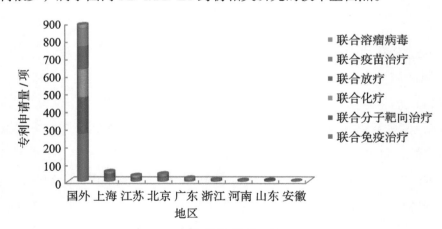

**图 3.6　主要来源地区技术布局分析**

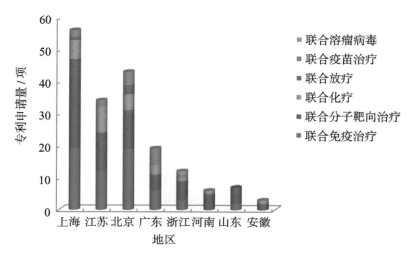

图 3.7　中国主要省市专利技术布局分析

### 3.3.3　联合治疗方案分析

　　本部分进一步对中国专利中联合免疫治疗（图 3.8）和联合分子靶向治疗（图 3.9）方案深入分析。发现在众多联合免疫治疗方案中，PD-1/PD-L1 联合免疫检查点抑制剂 CTLA-4 的专利最多，达 273 项；远高于排名第二至第五的 LAG-3（165 项）、TIM-3（132 项）、OX40（118 项）和 BTLA（85 项）。联合免疫治疗的专利主要来自国外机构的申请。从各种类型占比来看，除联合 CAR-T 方案外，国内机构申请的联合治疗专利占比均少于 35%，这说明国内机构对联合免疫治疗的研究还不够重视；联合 VISTA、IDO、KIR 等免疫检查点的专利很少，属于国内研究的空白点；在联合 CTLA-4、LAG-3、TIM-3 和 OX40 等热门研究方案方面，中国的研究重视度也亟待提高。

　　在联合分子靶向治疗方案中，PD-1/PD-L1 联合生物大分子的 EGFR 单抗、VEGF 单抗专利较多，分别为 109 项、83 项；"PD-1/PD-L1 + TKI"方案专利相对较少，仅 32 项。联合分子靶向治疗的专利主要来自国外机构的申请。从各种类型占比来看，国内机构申请的专利比例均少于 33%，同样说明国内机构对联合免疫治疗的研究还不够重视；联合 TKI 抑制剂的专利很少，属于国内研究的空白点。

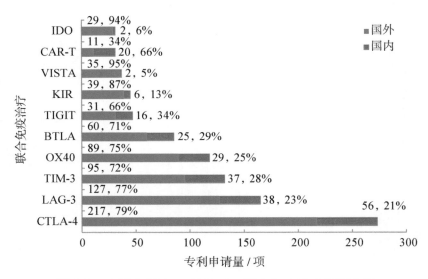

图 3.8　中国专利 PD-1/PD-L1 联合免疫治疗类型分析

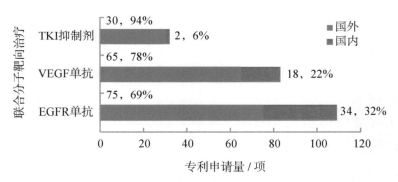

图 3.9　中国专利联合分子靶向治疗类型分析

### 3.3.4　主要省市专利聚集度分析

对于一个地区来说，现有的研发资源需要被合理分布在不同的产业中，通过引用产业专利聚集度指标，分析各个地区 PD-1/PD-L1 的专利拥有比例状况，可说明该地区在该产业中的发展潜力。若产业专利聚集度高，表明该地区在 PD-1/PD-L1 领域的科技创新能力和经济发展潜力强，并有希望形成优势产业；相反，产业专利聚集度低，则表明该地区在该领域发展优势较弱。

以 PD-1/PD-L1 专利较多的国内主要省市为对象，提取出各省市在

PD-1/PD-L1 领域中的专利申请量，另外，分别检索各地区全时段的各领域专利申请总量。产业聚集度等于某地区在 PD-1/PD-L1 产业领域的专利申请量与该地区在各产业领域的专利申请总量之比，结果如图 3.10 所示。专利数量排名第一的上海在 PD-1/PD-L1 专利产业聚集度指标上也位列第一；专利总量排名第三的江苏，在专利产业聚集度指标上则仅位列第四。广东、浙江的 PD-1/PD-L1 产业专利数量在全国分别排名第五、第六，但是在总专利申请量中所占的比例比较低，在所分析的专利量前八的省市中排名靠后，不仅落后于上海、北京和江苏，而且低于专利量较少的河南。说明这些省份在 PD-1/PD-L1 产业中的研发投入力度不强，既定的产业资源布局不能够使 PD-1/PD-L1 产业成为这些地区的优势产业。

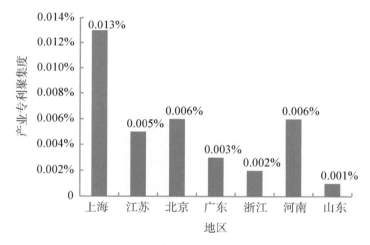

**图 3.10　中国主要省市 PD-1/PD-L1 产业专利聚集度**

## 3.4　专利申请人分析

### 3.4.1　专利申请人类型分析

从专利申请人类型分析（图 3.11），来自企业申请的 PD-1/PD-L1 专利数量最多，有 234 项，占比 64.1%；其次是大专院校，有 79 项，占比 21.6%；科研院所和个人申请均有 31 项，各占比 8.5%。这说明中国企业在

PD-1/PD-L1 技术领域的研发实力较强，也提示中国高校院所在该技术领域的科研投入有待提高。

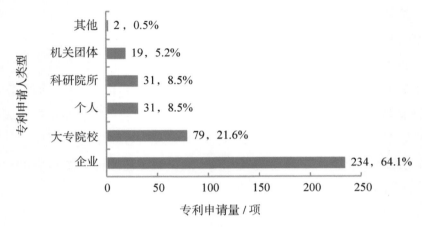

**图 3.11    中国专利申请人类型分析**

## 3.4.2    主要专利申请人

图 3.12 和图 3.13 分别展示了 PD-1/PD-L1 药物中国专利的 Top 10 国外申请人和 Top 10 国内申请人。可知，中国专利中，专利数量较多的申请人主要来自国外的企业和研究机构。其中，罗氏（39 项）、百时美施贵宝（36 项）和基因泰克（32 项）分别位列前三。这说明国外企业十分重视中国市场，早已在中国开展了专利布局；也说明中国在该药物的研发上基础还是比较薄弱，国内企业需重点关注上述外国公司在国内的专利申请动向。

从国内机构来看，苏州大学、恒瑞医药和郑州大学分别有 12 项、9 项、8 项发明专利，位居前三。其他机构还有来自上海的复旦大学、君实生物，安徽的瀚海博兴，广东的康方生物和江苏的信达生物等。从国内 Top 10 机构的地区分布上看，主要集中在苏南和上海，这也从一个侧面反映了苏南和上海作为长三角经济中心，在生物医药领域也具有较强的研发能力。

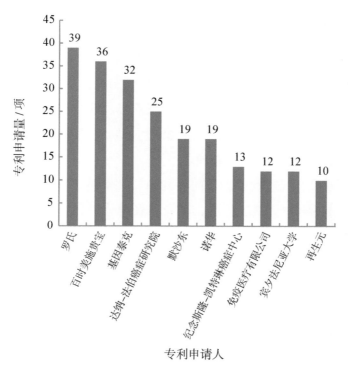

**图 3.12　中国专利 Top 10 国外专利申请人**

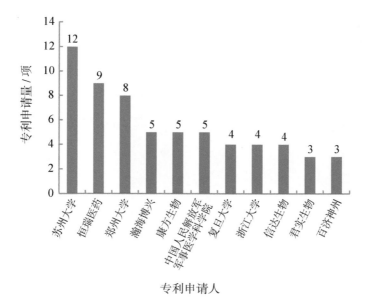

**图 3.13　中国专利 Top 10 国内专利申请人**

### 3.4.3  国外企业在中国专利布局分析

本部分对国外主要企业在中国 PD-1/PD-L1 的专利申请做进一步研究，分析了专利要求保护的主题、申请日和法律状态等，并对各个专利治疗肿瘤的用药类型、适应证和其他用途进行逐个标引。国内企业可关注这些重点专利，防止侵权风险，并适时采取有效的专利布局应对战略。

#### 3.4.3.1  罗氏公司在中国专利布局

罗氏公司在中国进行了大量的专利布局，申请了 39 项 PD-1/PD-L1 相关专利，部分专利如表 3.2 所示，其专利聚类分析如图 3.14 所示。把这些专利要求保护的主题进行分类标引，发现共涉及六大主题：①联合免疫治疗（12 项）；②疗效预测生物标志物及其检测（5 项）；③联合化疗（2 项）；④联合小分子靶向药物（2 项）；⑤单药治疗（3 项）；⑥联合抗血管药物治疗，蛋白、多肽、单抗、药物制剂（各 1 项）。

该公司在中国专利布局具有以下特点：①联合治疗方案多，涉及联合 OX40、TIM3 等多个免疫检查点，以及多种化疗联合、小分子靶向治疗联合和抗血管药物治疗联合方案；②疗效预测生物标志物本身的专利和对这些标志物进行检测的专利多，可见该公司对中国市场极为重视，在 PD-1/PD-L1 精准治疗方面的研究十分深入；③大量布局乳腺癌、肺癌、胃癌、食管癌、肝癌和结直肠癌等中国人口发病率较高的癌种；④联合治疗适应证较多，该公司通过 PD-1/PD-L1 与其他抗癌疗法联合使用，以及生物标志物检测的伴随诊断来拓展肿瘤治疗范围，争取更多一线治疗方案。

表 3.2　罗氏公司在中国专利布局分析

| 序号 | 标题 | 治疗类型 | 治疗病种 | 申请号 | 申请日 |
|---|---|---|---|---|---|
| 1 | 抗 PD-1 抗体及使用方法 | 蛋白、多肽、单抗 | 未指明 | CN201680055439.1 | 2016/9/29 |
| 2 | 使用 PD-1 轴结合拮抗剂和 MEK 抑制剂治疗癌症的组合物 | 联合小分子靶向药物 | 肺癌、结直肠癌和黑色素瘤等 9 种癌症 | CN201580030345.4 | 2015/7/15 |
| 3 | 使用 PD-1 轴拮抗剂和 HPK1 拮抗剂用于治疗癌症的方法和组合物 | 联合小分子靶向药物 | 肺癌、胃癌、食管癌、肝癌和结直肠癌等 60 余种癌症 | CN201580070141.3 | 2015/12/4 |
| 4 | 用 PD-1 轴结合拮抗剂和紫杉烷治疗癌症的方法 | 联合化疗 | 肺癌、结直肠癌和黑色素瘤等 7 种癌症 | CN201480068837.8 | 2014/12/17 |
| 5 | 使用 PD-1 轴结合拮抗剂和紫杉烷治疗局部晚期或转移性乳腺癌的方法 | 联合化疗 | 乳腺癌 | CN201680035064.2 | 2016/6/15 |
| 6 | 结合血管生成素 2 的抗体与结合程性死亡配体 1 的抗体的组合疗法 | 联合抗血管药物 | 未指明 | CN201680016351.9 | 2016/4/21 |
| 7 | 包含 OX40 结合激动剂和 PD-1 轴结合拮抗剂的组合疗法 | 联合免疫治疗 | 肺癌、胃癌、食管癌、肝癌和结直肠癌等 10 余种癌症 | CN201480073061.9 | 2014/12/17 |
| 8 | 使用 PD-1 轴结合拮抗剂和抗 HER2 抗体治疗 HER2 阳性癌症的方法 | 联合免疫治疗 | 胃癌、食管癌和结直肠癌等 10 余种癌症 | CN201480073552.3 | 2014/12/17 |
| 9 | 用 PD-1 轴结合拮抗剂和抗 CD20 抗体治疗癌症的方法 | 联合免疫治疗 | 淋巴瘤、白血病 | CN201480068499.8 | 2014/12/17 |
| 10 | 肿瘤靶向性 IL-2 变体免疫细胞因子和针对人 PD-L1 的抗体的组合疗法 | 联合免疫治疗 | 肺癌、胃癌、食管癌、肝癌和结直肠癌等 10 余种癌症 | CN201580039074.9 | 2015/8/25 |
| 11 | 针对人 CSF-1R 的抗体和针对人 PD-L1 的抗体的组合疗法 | 联合免疫治疗 | 肺癌、胃癌、食管癌、肝癌和结直肠癌等 10 余种癌症 | CN201480045288.2 | 2014/9/11 |
| 12 | 使用 PD-1 轴结合拮抗剂和抗 CEA/抗 CD3 双特异性抗体治疗 CEA 阳性癌症的方法 | 联合免疫治疗 | 肺癌、胃癌、食管癌和结直肠癌等 10 种癌症 | CN201780004427.0 | 2017/1/5 |

续表

| 序号 | 标题 | 治疗类型 | 治疗病种 | 申请号 | 申请日 |
|---|---|---|---|---|---|
| 13 | 活化人 CD40 的抗体和针对人 PD-L1 的抗体的组合疗法 | 联合免疫治疗 | 实体瘤 | CN201580036567.7 | 2015/8/11 |
| 14 | 使用 PD-1 轴结合拮抗剂和 IL-17 结合拮抗剂治疗癌症的方法 | 联合免疫治疗 | 肺癌、结直肠癌和乳腺癌等 10 种癌症 | CN201580048941.5 | 2015/9/14 |
| 15 | 使用抗 OX40 抗体和 PD-1 轴结合拮抗剂治疗癌症的方法 | 联合免疫治疗 | 肺癌、胃癌、和结直肠癌等 8 种癌症 | CN201680033035.2 | 2016/6/7 |
| 16 | T 细胞活化性双特异性抗原结合分子 CD3 ABD 叶酸受体 1（FOLR1）和 PD-1 轴结合拮抗剂的组合疗法 | 联合免疫治疗 | 肺癌、结直肠癌和卵巢癌等 6 种癌症 | CN201580073062.8 | 2015/11/16 |
| 17 | 包含 OX40 结合激动剂和 PD-1 轴结合拮抗剂的组合疗法 | 联合免疫治疗 | 肺癌、胃癌、食管癌、肝癌和结直肠癌等 10 余种癌症 | CN201580061883.X | 2015/11/16 |
| 18 | 对 PD-1 和 TIM3 特异性的双特异性抗体 | 联合免疫治疗 | 未指明 | CN201680057531.1 | 2016/9/29 |
| 19 | 用于癌症的治疗和诊断方法 | 疗效预测生物标志物、单药治疗 | 非小细胞肺癌 | CN201680031772.9 | 2016/5/12 |
| 20 | 用于癌症的治疗和诊断方法 | 疗效预测生物标志物、单药治疗 | 膀胱癌 | CN201680025629.9 | 2016/5/27 |
| 21 | 癌症中 PD-L1 启动子甲基化 | 疗效预测生物标志物、单药治疗 | 肺癌、乳腺癌、膀胱癌、黑色素瘤 | CN201680030947.4 | 2016/5/27 |
| 22 | 治疗 PD-1 和 PD-L1 相关疾患的生物标志物和方法 | 生物标志物 | 肺癌、胃癌、食管癌和结直肠癌等 20 余种癌症 | CN201480027406.7 | 2014/3/12 |
| 23 | 用于确定同时结合的基于细胞的 FRET 测定法 | 生物标志物检测 | — | CN201680058017.X | 2016/9/29 |
| 24 | 抗 PD-L1 抗体配制剂 | 药物制剂 | 未指明 | CN201480064099.X | 2014/9/26 |

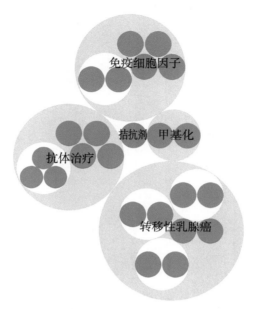

**图 3.14　罗氏公司在中国专利聚类分析**

### 3.4.3.2　百时美施贵宝在中国专利布局

百时美施贵宝在中国进行了大量的专利布局，申请了 36 项 PD-1/PD-L1 相关专利，部分专利如表 3.3 所示，其专利聚类分析如图 3.15 所示。把这些专利要求保护的主题进行分类标引，发现共涉及四大主题：①联合免疫治疗（17 项）；②蛋白、多肽、单抗（9 项）；③联合化疗、抗血管药物治疗（1 项）；④单药治疗（1 项）。

该公司在中国专利布局具有以下特点：①联合治疗方案多，涉及联合 CTAL-4、LAG-3 等多个免疫检查点；②保护 PD-1/PD-L1 相关蛋白、多肽、单抗的专利多，这些专利多是该领域的基础专利，可见该公司科研实力雄厚，对中国市场极为重视；③大量布局肺癌、胃癌、食管癌、肝癌和结直肠癌等中国人口发病率较高的癌种；④单药治疗适应证较少，联合治疗适应证较多，该公司通过 PD-1/PD-L1 与其他抗肿瘤疗法联合使用，拓展肿瘤治疗范围，争取更多一线治疗方案。

表 3.3 百时美施贵宝在中国专利布局分析

| 序号 | 标题 | 治疗类型 | 治疗病种 | 申请号 | 申请日 |
|---|---|---|---|---|---|
| 1 | 使用免疫检验点抑制剂治疗癌症的方法 | 单药治疗 | 头颈部鳞状细胞癌 | CN201680052756.8 | 2016/7/14 |
| 2 | 免疫调节剂 | 蛋白、多肽、单抗 | 肺癌、胃癌、食管癌、肝癌和结直肠癌等10余种癌症 | CN201580075897.7 | 2015/12/17 |
| 3 | 用作免疫调节剂的化合物 | 蛋白、多肽、单抗 | 肺癌、胃癌、食管癌、肝癌和结直肠癌等10余种癌症 | CN201580032016.3 | 2015/4/10 |
| 4 | 作为免疫调节剂的化合物 | 蛋白、多肽、单抗 | 肺癌、胃癌、食管癌、肝癌和结直肠癌等10余种癌症 | CN201680073641.7 | 2016/10/12 |
| 5 | 免疫调节剂 | 蛋白、多肽、单抗 | 肺癌、胃癌、食管癌、肝癌和结直肠癌等10余种癌症 | CN201580069483.3 | 2015/12/15 |
| 6 | 免疫调节剂 | 蛋白、多肽、单抗 | 肺癌、胃癌、食管癌、肝癌和结直肠癌等10余种癌症 | CN201680008281.2 | 2016/2/2 |
| 7 | 免疫调节剂 | 蛋白、多肽、单抗 | 肺癌、胃癌、食管癌、肝癌和结直肠癌等10余种癌症 | CN201580066937.1 | 2015/10/7 |
| 8 | 用于成像的新型 PD-L1 结合多肽 | 蛋白、多肽、单抗 | 未指明 | CN201580074360.9 | 2015/11/24 |
| 9 | PD-1/PD-L1 及 CD80（B7-1）/PD-L1 蛋白质/蛋白质相互作用的大环抑制剂 | 蛋白、多肽、单抗 | 肺癌、胃癌、食管癌、肝癌和结直肠癌等10余种癌症 | CN201480083260.8 | 2014/9/11 |
| 10 | 免疫调节剂 | 蛋白、多肽、单抗 | 肺癌、胃癌、食管癌、肝癌和结直肠癌等10余种癌症 | CN201680016376.9 | 2016/3/16 |
| 11 | 使用抗 PD-1 抗体和另一种抗癌剂的组合治疗肺癌 | 联合免疫、化疗、抗血管药物治疗 | 非小细胞肿瘤 | CN201580038308.8 | 2015/5/15 |
| 12 | 结合淋巴细胞活化基因 -3（LAG-3）的抗体的优化及该抗体的用途 | 联合免疫治疗 | 肺癌、胃癌、食管癌、结直肠癌等40余种癌症 | CN201711460279.1 | 2013/7/2 |
| 13 | 用作免疫调节剂的大环肽 | 联合免疫治疗 | 肺癌、胃癌、食管癌、结直肠癌等10余种癌症 | CN201580073196.X | 2015/11/12 |
| 14 | PD-1/PD-L1 和 CD80（B7-1）/PD-L1 蛋白质/蛋白质相互作用的大环抑制剂 | 联合免疫治疗 | 肺癌、胃癌、食管癌、结直肠癌等10余种癌症 | CN201480270014.0 | 2014/3/13 |

续表

| 序号 | 标题 | 治疗类型 | 治疗病种 | 申请号 | 申请日 |
|---|---|---|---|---|---|
| 15 | 抗糖皮质激素诱导肿瘤坏死因子受体（GITR）的抗体及其用途 | 联合免疫治疗 | 肺癌、胃癌、食管癌、肝癌和结直肠癌等 20 余种癌症 | CN201580030121.3 | 2015/6/3 |
| 16 | 通过破坏 PD-1/PD-L1 信号传输的免疫治疗 | 联合免疫治疗 | 肺癌、胃癌、食管癌、肝癌和结直肠癌等 10 余种癌症 | CN201380037764.1 | 2013/5/13 |
| 17 | 抗 KIR 抗体和抗 PD-1 抗体的组合用于治疗癌症 | 联合免疫治疗 | 肺癌和结直肠癌等 5 种癌症 | CN201380062005.0 | 2013/10/2 |
| 18 | 针对 TIGIT 的抗体 | 联合免疫治疗 | 肺癌、胃癌、食管癌、肝癌和结直肠癌等 20 余种癌症 | CN201580070988.1 | 2015/12/22 |
| 19 | 通过联合阻断 PD-1 和 CXCR4 信号传导途径治疗癌症 | 联合免疫治疗 | 肺癌、胃癌、食管癌、肝癌和结直肠癌等 60 余种癌症 | CN201680047043.2 | 2016/6/13 |
| 20 | 使用抗 PD-1 抗体与另一抗癌剂的组合治疗肾癌 | 联合免疫治疗 | 肾癌 | CN201580023210.5 | 2015/3/4 |
| 21 | 癌症的联合治疗 | 联合免疫治疗 | 肺癌、肝癌和结直肠癌等 10 余种癌症 | CN201580071491.1 | 2015/10/28 |
| 22 | 免疫检查点抑制剂在中枢神经系统肿瘤中的用途 | 联合免疫治疗 | 神经胶质瘤 | CN201580069022.6 | 2015/12/16 |
| 23 | 包含抗 PD-1 抗体和其他抗体的组合物 | 联合免疫治疗 | 肺癌、胃癌、食管癌、肝癌和结直肠癌等 60 余种癌症 | CN201680035347.7 | 2016/4/15 |
| 24 | 用于治疗癌症（骨髓瘤）的抗 CS1 与抗 PD-1 抗体的组合 | 联合免疫治疗 | 骨髓瘤 | CN201580065674.2 | 2015/12/3 |
| 25 | 抗 LAG-3 抗体与抗 PD-1 抗体联合治疗肿瘤 | 联合免疫治疗 | 肺癌、胃癌等 4 种癌症 | CN201480063335.6 | 2014/9/18 |
| 26 | 使用抗 PD-1 抗体和另一种抗癌剂的组合治疗肺癌 | 联合免疫治疗 | 肺癌 | CN201780008860.1 | 2017/1/27 |
| 27 | 使用抗 PD-1 抗体和抗 CTLA-4 抗体的组合治疗肺癌 | 联合免疫治疗 | 肺癌 | CN201680067708.6 | 2016/11/18 |

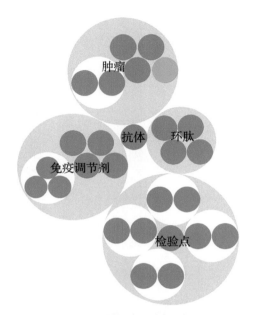

**图 3.15    百时美施贵宝公司在中国专利聚类分析**

### 3.4.3.3    默沙东公司在中国专利布局

默沙东公司在中国的专利布局也比较多，申请了 19 项 PD-1/PD-L1 相关专利，部分专利如表 3.4 所示，其专利聚类分析如图 3.16 所示。把这些专利要求保护的主题进行分类标引，发现共涉及五大主题：①联合免疫治疗（5 项）；②疗效预测生物标志物及其检测（2 项）；③联合化疗（2 项）；④联合小分子靶向药物、联合疫苗、联合抗血管药物（各 1 项）；⑤单药治疗、蛋白、多肽、单抗，药物制剂（各 1 项）。

该公司在中国专利布局具有以下特点：①重视联合治疗方案，涉及联合 LAG-3 等多个免疫检查点，以及多种化疗联合、小分子靶向治疗联合、疫苗联合和抗血管药物治疗联合方案；②疗效预测生物标志物本身的专利和对这些标志物进行检测的专利较多，可见该公司在 PD-1/PD-L1 技术领域的研发方向较多，在 PD-1/PD-L1 精准治疗方面的研究深入；③大量布局肺癌、胃癌、食管癌、肝癌和结直肠癌等中国人口发病率较高的癌种，在膀胱癌、乳腺癌和黑色素瘤的专利布局也较多；④联合治疗适应证较多，该公司通过 PD-1/PD-L1 与其他抗癌疗法联合使用，拓展肿瘤治疗范围，争取更多一线治疗方案。

表 3.4　默沙东公司在中国专利布局分析

| 序号 | 标题 | 治疗类型 | 治疗病种 | 申请号 | 申请日 |
|---|---|---|---|---|---|
| 1 | 抗人类 PD-1 单克隆抗体的晶体 | 蛋白、多肽、单抗 | 膀胱癌、乳腺癌和肺癌等 40 余种癌症 | CN201680008370.7 | 2016/2/22 |
| 2 | 使用 PD-1 拮抗剂和 Dinaciclib 的组合治疗癌症 | 联合小分子靶向药物 | 膀胱癌、乳腺癌和肺癌等 40 余种癌症 | CN201480045796.0 | 2014/8/15 |
| 3 | 用于治疗癌症的 PD-1 拮抗剂和艾立布林的组合 | 联合化疗 | 乳腺癌 | CN201680025588.3 | 2016/3/3 |
| 4 | 用于治疗癌症的 PD-1 拮抗剂和 IDO1 抑制剂的组合 | 联合化疗 | 肺癌、黑色素瘤等 7 种癌症 | CN201580018270.8 | 2015/2/3 |
| 5 | 用于治疗癌症的 PD-1 拮抗剂和 VEGFR 抑制剂的组合 | 联合抗血管药物 | 膀胱癌、乳腺癌和肺癌等 40 余种癌症 | CN201580007146.1 | 2015/2/3 |
| 6 | 用于治疗癌症的 PD-1 拮抗剂和 CPG-C 型寡核苷酸的组合产品 | 联合免疫治疗 | 黑色素瘤、肾细胞癌、非小细胞肺癌、膀胱癌或结直肠癌 | CN201680043989.1 | 2016/5/26 |
| 7 | 抗 LAG-3 抗体和抗原结合片段 | 联合免疫治疗 | 肺癌、胃癌、食管癌、直肠癌等 60 余种癌症 | CN201580056806.5 | 2015/8/17 |
| 8 | 肿瘤免疫调节 | 联合免疫治疗 | 肺癌、胃癌、食管癌、直肠癌等 20 余种癌症 | CN201480046383.4 | 2014/8/18 |
| 9 | PD-1 和 / 或 LAG-3 结合剂 | 联合免疫治疗 | 肺癌、胃癌、食管癌、直肠癌等 60 余种癌症 | CN201680079323.1 | 2016/11/17 |

续表

| 序号 | 标题 | 治疗类型 | 治疗病种 | 申请号 | 申请日 |
|---|---|---|---|---|---|
| 10 | 组合治疗及其用途和方法 | 联合免疫治疗 | 黑色素瘤、肺癌、胃癌、肝癌和结直肠癌等 60 余种癌症 | CN201680057421.5 | 2016/8/3 |
| 11 | 用于治疗前列腺癌的 PD-1 拮抗剂和基于李斯特菌的疫苗的组合 | 联合疫苗 | 前列腺癌 | CN201580049879.1 | 2015/7/17 |
| 12 | 用于推导对 PD-1 拮抗剂的反应的基因特征生物标志物的系统和方法 | 疗效预测生物标志物 | 膀胱癌、胃癌、头颈癌等 10 种癌症 | CN201580072918.X | 2015/12/8 |
| 13 | 结合人程序性死亡配体 1（PD-L1）的抗体 | 蛋白、多肽、单抗 | 未指明 | CN201380065289.9 | 2013/12/18 |
| 14 | 针对人程序性死亡受体 PD-1 的抗体的稳定制剂和有关的治疗 | 药物制剂 | 未指明 | CN201711445710.5 | 2012/3/29 |

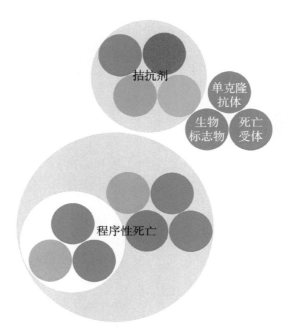

**图 3.16　默沙东公司在中国专利聚类分析**

### 3.4.3.4　诺华公司在中国专利布局

诺华公司在中国的专利布局也比较多，申请了 19 项 PD-1/PD-L1 相关专利，部分专利如表 3.5 所示，其专利聚类分析如图 3.17 所示。把这些专利要求保护的主题进行分类标引，发现共涉及四大主题：①联合免疫治疗（2 项）；②联合小分子靶向药物（5 项）；③蛋白、多肽、单抗（3 项）；④联合溶瘤病毒（1 项）。

该公司在中国专利布局具有以下特点：①重视联合治疗方案，尤其是在小分子靶向药物联合治疗方面，申请了 5 项专利。②保护 PD-1/PD-L1 相关蛋白、多肽、单抗的专利较多，这些专利多是该领域的基础专利。此外，诺华公司与国外研究机构合作较多，与达纳 – 法伯癌症研究院、哈佛大学合作密切，在中国合作申请了 3 项 PD-1/PD-L1 专利，涉及 PD-1/PD-L1 单抗和联合小分子靶向药物、溶瘤病毒治疗等技术领域。③在肺癌、胃癌、食管癌、肝癌和结直肠癌等中国人口发病率较高的癌种专利布局较多。

表 3.5 诺华公司在中国专利布局分析

| 序号 | 标题 | 治疗类型 | 治疗病种 | 申请号 | 申请日 |
|---|---|---|---|---|---|
| 1 | 针对 PD-L1 的抗体分子及其用途 | 蛋白、多肽、单抗 | 肺癌、胃癌、食管癌、肝癌和结直肠癌等 20 余种癌症 | CN201580067903.4 | 2015/1/13 |
| 2 | PD-1 的抗体分子及其用途 | 蛋白、多肽、单抗 | 肺癌、胃癌、食管癌、肝癌和结直肠癌等 20 余种癌症 | CN201580015562.6 | 2015/1/23 |
| 3 | 抗 PD-1 的抗体分子及其用途 | 蛋白、多肽、单抗 | 肺癌、胃癌、食管癌、肝癌和结直肠癌等 10 余种癌症 | CN201680079836.2 | 2016/12/16 |
| 4 | 组合治疗 | 联合免疫治疗 | 肺癌、肝癌和白血病等 10 余种癌症 | CN201580066100.7 | 2015/10/2 |
| 5 | 抗 PD-1 和抗 M-CSF 抗体在癌症治疗中的联合应用 | 联合免疫治疗 | 乳腺癌、卵巢癌、黑色素瘤、胰腺癌 | CN201680044470.5 | 2016/7/27 |
| 6 | ALK 抑制剂的联合疗法 | 联合小分子靶向药物 | 肺癌、肝癌和食管癌等 10 余种癌症 | CN201580061994.0 | 2015/9/11 |
| 7 | C-MET 抑制剂和抗 PD-1 抗体分子的组合及其用途 | 联合小分子靶向药物 | 肺癌、胃癌、肝癌和甲状腺癌等 10 余种癌症 | CN201680082133.5 | 2016/12/19 |
| 8 | PD-1 拮抗剂与 EGFR 抑制剂的组合 | 联合小分子靶向药物 | 肺癌、结直肠癌、乳腺癌 | CN201680057132.5 | 2016/7/27 |
| 9 | 抗 PD-L1 抗体与 MEK 抑制剂和/或 BRAF 抑制剂的组合 | 联合小分子靶向药物 | 肺癌、胃癌、食管癌、肝癌和结直肠癌等 10 余种癌症 | CN201480031803.1 | 2014/6/2 |
| 10 | 包含抗 PD-1 抗体分子的联合疗法 | 联合小分子靶向药物、溶瘤病毒 | 肺癌、胃癌、食管癌、鼻咽癌、肝癌和结直肠癌等 10 余种癌症 | CN201680056405.4 | 2016/7/28 |

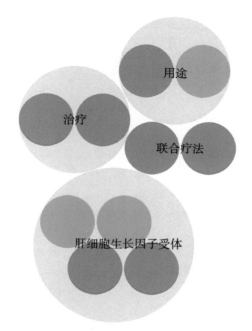

**图 3.17　诺华公司在中国专利聚类分析**

### 3.4.3.5　免疫医疗有限公司在中国专利布局

免疫医疗有限公司在中国申请了 12 项 PD-1/PD-L1 相关专利，部分专利如表 3.6 所示。把这些专利要求保护的主题进行分类标引，发现共涉及三大主题：①联合免疫治疗（3 项）；②联合放疗、联合小分子靶向药物、联合抗血管药物（各 1 项）；③蛋白、多肽、单抗，单药治疗（各 1 项）。

该公司在中国专利布局具有以下特点：①重视免疫联合治疗方案，在联合 CTLA-4 抗体治疗方面研究较多；②在 PD-1/PD-L1 技术领域的研发方向较多，涉及面广；③在乳腺癌、结直肠癌、肺癌专利布局较多；④通过 PD-1/PD-L1 与其他抗癌疗法联合使用，拓展肿瘤治疗范围。

表 3.6　免疫医疗有限公司在中国专利布局分析

| 序号 | 标题 | 治疗类型 | 治疗病种 | 申请号 | 申请日 |
|---|---|---|---|---|---|
| 1 | 对 CD73 具有特异性的结合分子及其用途 | 蛋白、多肽、单抗、联合免疫治疗 | 结直肠癌、胰腺癌和食管癌等 10 余种癌症 | CN201580060993.4 | 2015/11/9 |
| 2 | 用于治疗 HPV 阴性癌症的 PDL-1 和 PD-1 拮抗剂 | 单药治疗 | HPV 阴性癌症 | CN201580028585.0 | 2015/5/28 |
| 3 | 使用针对 PD-1 和 PD-L1 的拮抗剂与放射疗法的组合的癌症治疗方法 | 联合放疗 | 黑色素瘤、结肠直肠癌、乳腺癌 | CN201580032538.3 | 2015/6/17 |
| 4 | 非小细胞肺癌 EGFR 突变阳性的联合疗法 | 联合抗血管药物 | 非小细胞肺癌 | CN201680022566.1 | 2016/4/22 |
| 5 | 用于治疗非小细胞肺癌的抗 B7-H1 和抗 CTLA-4 抗体 | 联合免疫治疗 | 非小细胞肺癌 | CN201580024117.6 | 2015/5/12 |
| 6 | 用于治疗瘤形成的治疗组合和方法 | 联合免疫治疗 | 卵巢癌、乳腺癌、结直肠癌、肺癌等 10 余种癌症 | CN201680029691.5 | 2016/5/27 |
| 7 | 用于治疗瘤形成的治疗组合 | 联合小分子靶向药物 | 结肠癌、肉瘤 | CN201580061063.0 | 2015/11/10 |

### 3.4.3.6　宏观基因有限公司在中国专利布局

宏观基因有限公司在中国申请了 6 项 PD-1/PD-L1 相关专利，部分专利如表 3.7 所示。把这些专利要求保护的主题进行分类标引，发现共涉及两大主题：①联合免疫治疗（4 项）；②蛋白、多肽、单抗（2 项）。

该公司在中国专利布局具有以下特点：①重视免疫联合治疗方案，在联合 LAG-3、B7-H3 抗体治疗方面研究较多；②在肺癌、胃癌、肝癌和结直肠癌等中国人口发病率较高的癌种专利布局较多。

表 3.7　宏观基因有限公司在中国专利布局分析

| 序号 | 标题 | 治疗类型 | 治疗病种 | 申请号 | 申请日 |
|---|---|---|---|---|---|
| 1 | 治疗癌症的联合疗法 | 联合免疫治疗 | 乳腺癌、胃癌、肺癌、肝癌等10余种癌症 | CN201680033835.4 | 2016/6/9 |
| 2 | 与 PD-1 和 LAG-3 具有免疫反应性的共价结合的双抗体和其使用方法 | 联合免疫治疗 | 肺癌、胃癌、肝癌和结直肠癌等70余种癌症 | CN201580034116.X | 2015/6/19 |
| 3 | 能够结合 B7-H3 和 CD3 的双特异性单价双抗体及其用途 | 联合免疫治疗 | 肺癌、胃癌、肝癌和结直肠癌等80余种癌症 | CN201680048182.7 | 2016/8/12 |
| 4 | 用于治疗癌症的联合疗法 | 联合免疫治疗 | 肺癌、胃癌、肝癌和结直肠癌等10余种癌症 | CN201680056788.5 | 2016/10/6 |
| 5 | 与 B7-H3 反应性的抗体、其免疫学活性片段及其用途 | 蛋白、多肽、单抗 | 肺癌、胃癌、肝癌和结直肠癌等70余种癌症 | CN201610635184.8 | 2011/3/1 |
| 6 | PD-1 结合分子和其使用方法 | 蛋白、多肽、单抗 | 肺癌、胃癌、肝癌和结直肠癌等70余种癌症 | CN201680044392.9 | 2016/7/28 |

#### 3.4.3.7　瑞泽恩制药公司在中国专利布局

瑞泽恩制药公司在中国申请了 6 项 PD-1/PD-L1 相关专利，部分专利如表 3.8 所示。把这些专利要求保护的主题进行分类标引，发现共涉及两大主题：①联合免疫治疗（2 项）；②蛋白、多肽、单抗（4 项）。

该公司在中国专利布局具有以下特点：①重视免疫联合治疗方案，在联合抗 CD20/ 抗 CD3 抗体治疗方面研究较多；②保护 PD-1/PD-L1 相关蛋白、多肽、单抗的专利多，这些专利多是该领域的基础专利。

表 3.8    瑞泽恩制药公司在中国专利布局分析

| 序号 | 标题 | 治疗类型 | 治疗病种 | 申请号 | 申请日 |
|---|---|---|---|---|---|
| 1 | 针对 PD-L1 的人抗体 | 蛋白、多肽、单抗 | 肾细胞癌、结直肠癌、乳腺癌、肺癌等 7 种癌症 | CN201580005606.7 | 2015/1/23 |
| 2 | 具有人源化程序性细胞死亡 1 基因的非人动物 | 蛋白、多肽、单抗 | 未指明 | CN201580033075.2 | 2015/6/19 |
| 3 | 抗 PD-1 的人抗体 | 蛋白、多肽、单抗 | 肾细胞癌、结直肠癌、乳腺癌、肺癌等 7 种癌症 | CN201580005698.9 | 2015/1/23 |
| 4 | 具有人源化分化簇 274 基因的非人动物 | 蛋白、多肽、单抗 | 未指明 | CN201580067025.6 | 2015/12/9 |
| 5 | 医治急性成淋巴细胞性白血病的双特异性抗 CD20/ 抗 CD3 抗体 | 联合免疫治疗 | 急性成淋巴细胞性白血病 | CN201680076749.1 | 2016/12/21 |
| 6 | 治疗癌症的抗 PD-1 抗体和双特异性抗 CD20/ 抗 CD3 抗体组合 | 联合免疫治疗 | B 细胞癌 | CN201680075172.2 | 2016/12/21 |

### 3.4.4    中国机构专利布局分析

本部分对中国主要企业和研发机构在国内 PD-1/PD-L1 的专利申请做进一步研究，分析了专利要求保护的主题、申请日、法律状态等，对各个专利治疗肿瘤的用药类型、适应证和其他用途进行逐个标引，并与国外企业在中国专利布局情况做对比分析。国内相关研发机构可关注这些重点专利，防止侵权风险，并适时采取有效的专利布局应对战略。

#### 3.4.4.1    苏州大学在中国专利布局

苏州大学在国内申请了 12 项 PD-1/PD-L1 相关专利，最早的一项申请在 2011 年（表 3.9）。把这些专利要求保护的主题进行分类标引，主要涉及"生物标志物检测"、"抗体的制备方法"和"联合免疫治疗"三大主题。

该单位的专利布局具有以下特点：①蛋白、多肽、单抗，抗体的制备方法与用途专利较多；②生物标志物检测的专利较多；③多数专利的权利要求书中未指明适应证。

表 3.9　苏州大学专利布局分析

| 序号 | 标题 | 治疗类型 | 治疗病种 | 申请号 | 申请日 |
|---|---|---|---|---|---|
| 1 | 程序化死亡蛋白 2 类似物的区域 1 蛋白及其用途 | 蛋白、多肽、单抗 | 未指明 | CN200810195870.3 | 2008/9/6 |
| 2 | 程序化死亡蛋白 2 类似物的区域 2 蛋白及其用途 | 蛋白、多肽、单抗 | 未指明 | CN200810195871.8 | 2008/9/6 |
| 3 | 共同阻断 PD-1 和 TIM-3 信号通路在抗胃癌治疗中的用途 | 联合免疫治疗 | 胃癌 | CN201410006645.6 | 2014/1/7 |
| 4 | 抗人 PD-L1 单克隆抗体制备及应用 | 抗体的制备方法 | 胃癌 | CN200610088306.2 | 2006/7/10 |
| 5 | 鼠抗人 PD-1 单克隆抗体的制备和应用 | 抗体的制备方法 | 未指明 | CN201610531909.9 | 2016/7/4 |
| 6 | 微小 RNA 及其在制备抗肿瘤药物中的应用 | 抗体的制备方法 | 肺癌、胃癌、食管癌、肝癌和结直肠癌等60余种癌症 | CN201711189410.5 | 2017/11/24 |
| 7 | 循环肿瘤细胞表面标志分子 PD-L1 的检测方法 | 生物标志物检测 | — | CN201810312287.X | 2018/4/9 |
| 8 | 一种抗肿瘤组合物及其表达载体和应用 | 联合免疫治疗 | 未指明 | CN201810435357.0 | 2018/5/9 |
| 9 | 一种可溶性 B7-H1 定量检测试剂盒 | 生物标志物检测 | — | CN201110144895.2 | 2011/5/31 |
| 10 | 一种人可溶性 B7-DC 定量检测试剂盒 | 生物标志物检测 | — | CN201110144488.1 | 2011/5/31 |
| 11 | 一种人源化抗人 PD-1 单克隆抗体及其制备方法、用途与药物 | 蛋白、多肽、单抗，抗体的制备方法与用途 | 未指明 | CN201710563955.1 | 2017/7/12 |
| 12 | 用于检测可溶性 PD-1 蛋白的酶联免疫检测试剂盒及检测方法 | 生物标志物检测 | — | CN200810021580.7 | 2008/8/6 |

### 3.4.4.2　恒瑞医药在中国专利布局

江苏恒瑞医药股份有限公司是一家从事医药创新和高品质药品研发、生产及推广的医药健康企业，创建于 1970 年，是国内知名的抗肿瘤药、手术用药和造影剂的供应商，也是国家抗肿瘤药技术创新产学研联盟牵头单位。2019 年 5 月，该公司 PD-1 单抗药物卡瑞利珠单抗，获国家药品监督管理局批准上市，适应证为"至少经过二线系统化疗的复发或难治性经典型霍奇金淋巴瘤"。

恒瑞医药在国内进行了较多的 PD-1/PD-L1 专利布局，共有 9 项相关专利，最早的一项申请在 2014 年（表 3.10）。把这些专利要求保护的主题进行分类标引，发现共涉及四大主题：①蛋白、多肽、单抗（5 项）；②联合化疗（2 项）；③联合小分子靶向药物（1 项）；④联合抗血管药物（1 项）。

该公司的专利布局具有以下特点：①保护 PD-1/PD-L1 相关蛋白、多肽、单抗的专利多，主要保护蛋白的氨基酸序列或可变区 CDR；②联合治疗方案多，涉及联合化疗、小分子靶向治疗和抗血管药物等；③权利要求书中未指明治疗癌症类型。

表 3.10　恒瑞医药专利布局分析

| 序号 | 标题 | 治疗类型 | 治疗病种 | 申请号 | 申请日 |
|---|---|---|---|---|---|
| 1 | PD-1 抗体、其抗原结合片段及其医药用途 | 蛋白、多肽、单抗 | 未指明 | CN201480011008.6 | 2014/11/14 |
| 2 | 一种抗 PD-1 抗体制剂及其在医药上的应用 | 蛋白、多肽、单抗 | 未指明 | CN201680003949.4 | 2016/9/14 |
| 3 | PD-L1 抗体、其抗原结合片段及其医药用途 | 蛋白、多肽、单抗 | 未指明 | CN201680027181.4 | 2016/1/12 |
| 4 | 一种抗 PD-1 抗体制剂及其在医药上的应用 | 蛋白、多肽、单抗 | 未指明 | CN201680003949.4 | 2016/9/14 |
| 5 | 一种抗 PD-1 抗体在制备治疗肝癌的药物中的用途 | 蛋白、多肽、单抗 | 肝癌 | CN201711173943.4 | 2017/11/22 |
| 6 | 芳香酰胺类衍生物、其制备方法及其在医药上的应用 | 联合小分子靶向药物 | 未指明 | CN201780001328.7 | 2017/3/17 |

| 序号 | 标题 | 治疗类型 | 治疗病种 | 申请号 | 申请日 |
|---|---|---|---|---|---|
| 7 | 一种抗 PD-1 抗体和 VEGFR 抑制剂联合在制备治疗癌症的药物中的用途 | 联合抗血管药物 | 未指明 | CN201780004768.8 | 2017/1/5 |
| 8 | PD-1 抗体与 IDO 抑制剂联合在制备抗肿瘤的药物中的用途 | 联合化疗 | 未指明 | WOCN17107051 | 2017/10/20 |
| 9 | PD-1 抗体与 IDO 抑制剂联合在制备抗肿瘤的药物中的用途 | 联合化疗 | 未指明 | CN201780016510.X | 2017/10/20 |

### 3.4.4.3　郑州大学在中国专利布局

郑州大学作为国内 PD-1/PD-L1 专利最多的高校，共有 8 项相关专利，最早的一项申请在 2013 年（表 3.11）。把这些专利要求保护的主题进行分类标引，全部涉及蛋白、多肽或单抗。

该单位的专利布局具有以下特点：①保护 PD-1/PD-L1 相关蛋白、多肽、单抗的专利多，主要保护蛋白的氨基酸序列或可变区 CDR；②治疗结肠癌、黑色素瘤的专利较多（6 项）。

表 3.11　郑州大学专利布局分析

| 序号 | 标题 | 治疗类型 | 治疗病种 | 申请号 | 申请日 |
|---|---|---|---|---|---|
| 1 | 一种全人源化抗 PD-1 单克隆抗体及其制备方法和应用 | 蛋白、多肽、单抗 | 未指明 | CN201310199947.5 | 2013/5/27 |
| 2 | 具有抗肿瘤活性的 PD-L1 IgV 亲和肽 S10 | 蛋白、多肽、单抗 | 结肠癌 | CN201410233473.6 | 2014/5/29 |
| 3 | 具有抗肿瘤活性的靶向 PD-L1 IgV 亲和肽 D2 | 蛋白、多肽、单抗 | 结肠癌 | CN201410177417.5 | 2014/4/29 |
| 4 | 具有抗肿瘤活性的 PD-L1 IgV 亲和肽及其应用 | 蛋白、多肽、单抗 | 结肠癌 | CN201410303775.6 | 2014/6/30 |
| 5 | 具有抗肿瘤活性的 PD-L1 亲和肽及其应用 | 蛋白、多肽、单抗 | 未指明 | CN201310283767.5 | 2013/7/8 |
| 6 | 具有抗肿瘤活性的靶向 PD-L1 IgV 亲和肽 D1 | 蛋白、多肽、单抗 | 结肠癌 | CN201410176396.5 | 2014/4/29 |
| 7 | 一种 PD-1 蛋白胞外段亲和肽 L8 及其应用 | 蛋白、多肽、单抗 | 结肠癌、黑色素瘤 | CN201410110200.2 | 2014/3/24 |
| 8 | 一种人 PD-1 蛋白胞外段亲和环肽 C8 及其应用 | 蛋白、多肽、单抗 | 结肠癌、黑色素瘤 | CN201810109915.4 | 2018/2/5 |

### 3.4.4.4　瀚海博兴在中国专利布局

安徽瀚海博兴生物技术有限公司是依托中国科技大学生命科学学院研究平台与先进技术研究院产业化平台的高新技术生物医药创新企业，主要致力于抗癌新药 PD-1 单克隆抗体的研发和临床试验。

瀚海博兴在国内共申请了 5 项相关专利，最早的一项申请于 2015 年（表3.12）。把这些专利要求保护的主题进行分类标引，主要涉及"蛋白、多肽或单抗"和"联合用药"两大类。

该公司的专利布局具有以下特点：①注重联合用药，联合免疫、联合靶向药物和联合化疗等方案均有涉及；②适应证较明确，种类较多。

**表 3.12　瀚海博兴专利布局分析**

| 序号 | 标题 | 治疗类型 | 治疗病种 | 申请号 | 申请日 |
|---|---|---|---|---|---|
| 1 | 一种抗 PD-1 人源化单克隆抗体及其应用 | 蛋白、多肽、单抗 | 未指明 | CN201510692485.X | 2015/10/20 |
| 2 | 一种药物组合物及其在制备治疗癌症药物中的应用 | 蛋白、多肽、单抗 | 肺癌、胃癌、食管癌、肝癌和结直肠癌等 10 余种癌症 | CN201610615271.7 | 2016/7/29 |
| 3 | 一种抗 VEGF-抗PD-1 双功能抗体及其应用 | 联合靶向药物 | 未指明 | CN201510692484.5 | 2015/10/20 |
| 4 | 一种将 PD-1 抗体与二甲双胍联合用于制备抗癌药物的应用 | 联合化疗 | 肺癌、胃癌、食管癌、肝癌和结直肠癌等 20 种癌症 | CN201810204275.5 | 2018/3/13 |
| 5 | 一种将 PD-1 抗体和 JMJD6 联合用于制备抗癌药物的应用 | 联合免疫 | 乳腺癌、治疗肺癌、胃癌、胰腺癌、脑肿瘤、结直肠癌 | CN201810204274.0 | 2018/3/13 |

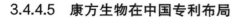

### 3.4.4.5　康方生物在中国专利布局

中山康方生物医药有限公司，已建成具有国际水平的生物制药全程研发及产业化平台；建立了针对肿瘤、自身免疫性疾病、炎症和心血管疾病的丰富的产品线。2015 年 11 月，康方生物与默沙东就一项肿瘤免疫疗法的单克隆抗体药物 AK-107 的研究、开发和推广达成合作。AK-107 是由康方生物在中国发现、用于肿瘤免疫治疗的免疫检查点阻断抗体。根据合作协议，默沙东将获得 AK-107 的全球独家开发和推广权，康方生物将从默沙东获得一笔前期付款，以及总价为 2 亿美元、涵盖开发和推广的阶段式付款。

康方生物在国内申请了 5 项 PD-1/PD-L1 相关专利，最早的一项申请于2015 年（表 3.13）。把这些专利要求保护的主题进行分类标引，主要涉及"蛋白、多肽或单抗""联合免疫治疗"两大主题。

该公司的专利布局具有以下特点：①保护 PD-1/PD-L1 相关蛋白、多肽、单抗的专利较多，主要保护蛋白的氨基酸序列或可变区 CDR；②治疗肺癌、胃癌、肝癌、结直肠癌和黑色素瘤的专利较多。

表 3.13　康方生物专利布局分析

| 序号 | 标题 | 治疗类型 | 治疗病种 | 申请号 | 申请日 |
|---|---|---|---|---|---|
| 1 | 一种抗 PD-1 单克隆抗体、其药物组合物及其用途 | 蛋白、多肽、单抗 | 肺癌、胃癌、肝癌、结直肠癌和黑色素瘤等 10 种癌症 | CN201510733389.5 | 2015/10/30 |
| 2 | 抗 PD-1 的单克隆抗体 | 蛋白、多肽、单抗 | 未指明 | CN201610207741.6 | 2016/4/1 |
| 3 | 抗 CTLA-4 抗 PD-1 双功能抗体、其药物组合物及其用途 | 联合免疫治疗 | 肺癌、胃癌、肝癌、结直肠癌和黑色素瘤等 10 种癌症 | CN201610705624.2 | 2016/8/23 |
| 4 | 一种抗 PD-1 单克隆抗体、其药物组合物及其用途 | 蛋白、多肽、单抗 | 肺癌、胃癌、肝癌、结直肠癌和黑色素瘤等 10 种癌症 | CN201610705763.5 | 2016/8/23 |
| 5 | 抗 PD-1 的单克隆抗体及其应用 | 蛋白、多肽、单抗 | 未指明 | CN201710024750.6 | 2017/1/13 |

### 3.4.4.6　中国人民解放军军事医学科学院在中国专利布局

中国人民解放军军事医学科学院在国内布局了 5 项 PD-1/PD-L1 相关专利，最早的一项申请于 2018 年（表 3.14）。把这些专利要求保护的主题进行分类标引，全部涉及蛋白、多肽或单抗。

该单位的专利布局具有以下特点：①全部是保护 PD-1/PD-L1 相关蛋白、多肽、单抗的专利，主要保护蛋白的氨基酸序列或可变区 CDR；②权利要求书中未指明治疗癌症类型。

表 3.14　中国人民解放军军事医学科学院专利布局分析

| 序号 | 标题 | 治疗类型 | 治疗病种 | 申请号 | 申请日 |
|---|---|---|---|---|---|
| 1 | 针对 PD-1 的单克隆抗体及其应用 | 蛋白、多肽、单抗 | 未指明 | CN201810273623.4 | 2018/3/29 |
| 2 | 一种特异性结合 PD-1 的单克隆抗体 | 蛋白、多肽、单抗 | 未指明 | CN201810273628.7 | 2018/3/29 |
| 3 | 解除 PD-1 对机体免疫抑制的靶向分子 | 蛋白、多肽、单抗 | 未指明 | CN201810273629.1 | 2018/3/29 |
| 4 | PD-1/PD-L1 信号通路抑制剂 | 蛋白、多肽、单抗 | 未指明 | CN201810273627.2 | 2018/3/29 |
| 5 | 抑制 PD-1/PD-L1 信号通路的结合分子 | 蛋白、多肽、单抗 | 未指明 | CN201810272574.2 | 2018/3/29 |

### 3.4.4.7　复旦大学在中国专利布局

复旦大学在国内申请了 4 项 PD-1/PD-L1 相关专利，最早的一项申请于 2014 年（表 3.15）。把这些专利要求保护的主题进行分类标引，主要涉及"蛋白、多肽或单抗"和"联合化疗"两大主题。

该单位的专利布局具有以下特点：①保护 PD-1/PD-L1 相关蛋白、多肽、单抗的专利多，主要保护蛋白的氨基酸序列或可变区 CDR；②通过联合化疗来提高适应证类型。

表 3.15　复旦大学专利布局分析

| 序号 | 标题 | 治疗类型 | 治疗病种 | 申请号 | 申请日 |
|---|---|---|---|---|---|
| 1 | 人源化抗 PD-1 及 c-MET 双特异性抗体及其制备方法和应用 | 蛋白、多肽、单抗 | 非小细胞肺癌 | CN201410220142.9 | 2014/5/23 |
| 2 | 一种人 PD-L1 蛋白高亲和性肽及其应用 | 蛋白、多肽、单抗 | 未指明 | CN201710105087.2 | 2017/2/25 |
| 3 | PD-L1 基因靶向特异性甲基化表观遗传修饰抗肿瘤分子及其用途 | 蛋白、多肽、单抗 | 未指明 | CN201711135791.9 | 2017/11/16 |
| 4 | 薯蓣皂素在制备诱导抗肿瘤免疫及免疫检查点抗体药物增敏制剂中的用途 | 联合化疗 | 黑色素瘤、非小细胞肺癌、胃癌、膀胱癌、三阴性乳腺癌和头颈癌 | CN201710106806.2 | 2017/2/27 |

### 3.4.4.8　信达生物在中国专利布局

信达生物制药（苏州）有限公司成立于 2011 年，致力于开发、生产和销售用于治疗肿瘤等重大疾病的创新药物，建立了一条包括 21 个新药品种的产品链，覆盖肿瘤、代谢疾病等多个疾病领域。2018 年 12 月，PD-1 单抗药物信迪利单抗注射液（商品名：达伯舒），获得国家药品监督管理局批准上市，获批的第一个适应证是复发 / 难治性经典型霍奇金淋巴瘤。

信达生物在国内申请了 4 项 PD-1/PD-L1 相关专利，最早的一项申请于 2015 年（表 3.16）。把这些专利要求保护的主题进行分类标引，主要涉及"蛋白、多肽或单抗"。

该公司的专利布局具有以下特点：①保护 PD-1/PD-L1 相关蛋白、多肽、单抗的专利较多，主要保护蛋白的氨基酸序列或可变区 CDR；②治疗肺癌、胃癌、肝癌、结直肠癌和黑色素瘤的专利较多。

表 3.16　信达生物专利布局分析

| 序号 | 标题 | 治疗类型 | 治疗病种 | 申请号 | 申请日 |
|---|---|---|---|---|---|
| 1 | PD-1 抗体 | 蛋白、多肽、单抗 | 肺癌、胃癌、肝癌、结直肠癌和黑色素瘤等 10 余种癌症 | WOCN15086494 | 2015/8/10 |
| 2 | 抗 PD-L1 纳米抗体及其应用 | 蛋白、多肽、单抗 | 未指明 | WOCN17095884 | 2017/8/3 |
| 3 | PD-1 抗体 | 蛋白、多肽、单抗 | 肺癌、胃癌、肝癌、结直肠癌和黑色素瘤等 10 余种癌症 | CN201680040482.0 | 2016/8/9 |
| 4 | PD-1 抗体 | 蛋白、多肽、单抗 | 肺癌、胃癌、肝癌、结直肠癌和黑色素瘤等 10 余种癌症 | WOCN16102238 | 2016/10/15 |

### 3.4.4.9　君实生物在中国专利布局

上海君实生物医药科技股份有限公司是一家创新驱动型生物制药公司，致力于创新药物的发现和开发，以及在全球范围内的临床研发及商业化，在肿瘤免疫疗法、自身免疫性疾病及代谢疾病治疗方面处于国内领先地位。该公司是第一家获得抗 PD-1 单克隆抗体 NMPA 上市批准的中国企业，也是国内首家就抗 PCSK9 单克隆抗体和抗 BLyS 单克隆抗体取得 NMPA 的 IND 申请批准的中国公司。

君实生物在国内申请了 3 项 PD-1/PD-L1 相关专利，最早的一项申请于 2013 年（表 3.17）。把这些专利要求保护的主题进行分类标引，主要涉及"蛋白、多肽或单抗"。

该公司的专利布局具有以下特点：①保护 PD-1/PD-L1 相关蛋白、多肽、单抗的专利较多，主要保护蛋白的氨基酸序列或可变区 CDR；②未指明所治疗癌症类型的专利较多。

表 3.17 君实生物专利布局分析

| 序号 | 标题 | 治疗类型 | 治疗病种 | 申请号 | 申请日 |
|---|---|---|---|---|---|
| 1 | 抗 PD-1 抗体及其应用 | 蛋白、多肽、单抗 | 肺癌、胃癌、食管癌、结直肠癌和黑色素瘤等 60 余种癌症 | WOCN14072574 | 2013/6/26 |
| 2 | 抗 PD-L1 抗体及其应用 | 蛋白、多肽、单抗 | 未指明 | WOCN18076669 | 2017/2/21 |
| 3 | 一种人源化单克隆抗体的稳定制剂 | 蛋白、多肽、单抗 | 未指明 | CN201610628048.6 | 2016/7/26 |

### 3.4.4.10 百济神州在中国专利布局

百济神州（北京）生物科技有限公司成立于 2011 年 1 月，致力于基础医学研发、临床医学研发、药学研发、新型抗肿瘤药物研发、新型抗肿瘤药物临床研发、小分子药物合成研发、临床生物标记研发和基因测序用于药物评价的研发等。

百济神州在国内申请了 3 项 PD-1/PD-L1 相关专利，最早的一项申请于 2013 年（表 3.18）。把这些专利要求保护的主题进行分类标引，主要涉及"蛋白、多肽或单抗""联合小分子靶向药物治疗"。

该公司的专利布局具有以下特点：①保护 PD-1/PD-L1 相关蛋白、多肽、单抗的专利较多，主要保护蛋白的氨基酸序列或可变区 CDR；②权利要求书中未指明所治疗癌症类型。

表 3.18 百济神州专利布局分析

| 序号 | 标题 | 治疗类型 | 治疗病种 | 申请号 | 申请日 |
|---|---|---|---|---|---|
| 1 | 抗 PD-1 抗体及其作为治疗剂与诊断剂的用途 | 蛋白、多肽、单抗；诊断试剂 | 未指明 | WOCN13083467 | 2013/9/13 |
| 2 | 抗 PD-L1 抗体及其作为治疗剂及诊断剂的用途 | 蛋白、多肽、单抗；诊断试剂 | 未指明 | WOCN15083066 | 2015/7/1 |
| 3 | 用于治疗癌症的 PD-1 拮抗剂和 RAF 抑制剂的组合 | 联合小分子靶向药物治疗 | 未指明 | TW106122543 | 2017/6/14 |

### 3.4.5  中国 PD-1/PD-L1 技术领域的人才区域分布

统计分析人才的区域分布，紧盯产业与人才发展前沿，对接区域产业需求和人才需求，有助于提升区域引才工作的主动性、针对性与精确性。

免疫治疗产业作为高技术含量的行业，其关键核心技术的突破更加依赖一流科学家的科研智慧。从中国 PD-1/PD-L1 技术领域的人才区域分布（表 3.19）可知，当前该领域的知名科学家主要分布在东部沿海地区，形成了以环渤海、长三角和珠三角经济圈为核心的顶尖科学家分布格局，且以北京、上海、苏州三大城市为高端人才集聚中心。中西部的郑州、西安 PD-1/PD-L1 领域人才也比较集中。

**表 3.19  中国 PD-1/PD-L1 技术领域的人才区域分布**

| 城市 | 机构 | 领军人物 |
| --- | --- | --- |
| 北京 | 北京百奥赛图 | 沈月雷、郭雅南 |
| | 北京马力喏生物 | 陈思毅 |
| | 北京傲锐东源 | 何无为、马东晖 |
| | 中国人民解放军军事医学科学院 | 乔春霞、冯健男、吕忠霖、李新颖 |
| 天津 | 顺昊细胞 | 朱泽、赵青 |
| 郑州 | 郑州大学 | 高艳锋、刘蓓媛、祁元明、李国栋 |
| 西安 | 第四军医大学 | 张英起、包春杰、李萌、王伟华 |
| 苏州 | 苏州大学 | 陈秋、张学光、陈永井 |
| 上海 | 药明生物 | 李竞、郑勇 |
| | 上海优卡迪生物 | 余宙、俞磊、康立清、祁伟 |
| | 上海科医联创 | 岳喜连、吴国祥 |
| 杭州 | 浙江大学 | 詹金彪、张红河、林才瑶、梁可莹、汪胜豪 |
| 福州 | 福建医科大学 | 陈列平 |
| 中山 | 康方生物 | 夏瑜、李百勇、王忠民 |

## 4.1 结论

### 4.1.1 产业发展情况

#### 4.1.1.1 产业发展现状和趋势：处于快速发展阶段

从产业发展现状和趋势看，PD-1/PD-L1 技术正处于快速发展期，具有广阔的发展前景。PD-1/PD-L1 技术第一份相关专利出现于 1992 年，但该领域真正的发展阶段出现在 1999 年以后。1999—2011 年，PD-1/PD-L1 技术进入波动成长期，专利申请量虽有波动，总体上呈上升趋势。2012 以后，随着 PD-1/PD-L1 相关药物研究进入临床试验，并被证明对多种癌症具有良好疗效，PD-1/PD-L1 的受关注度越来越高，相关专利申请量直线上升。目前全球已有 9 个 PD-1/PD-L1 单抗药物上市；更多 PD-1/PD-L1 治疗项目正处于临床三期、二期试验阶段。可以预测，未来 PD-1/PD-L1 药物专利申请量仍会有持续增长的趋势，发展前景毋庸置疑。2016 年，全球抗肿瘤药物总销售额约 1000 亿美元，单抗类药物占比 38%；中国抗肿瘤药物总销售额约 340 亿元，单抗类药物占比仅为 12%，国内对于单抗类药物的需求远未满足。同时由于中国医疗基础设施相对落后，癌症早期筛查的意识和普及度较低，癌症确诊病例中晚期患者的比例比发达国家要高很多，加上巨大的人口基数，使得针对晚期癌症特效的免疫治疗在国内市场十分巨大，这为国内研发 PD-1/PD-L1 的药企带来了巨大的商机和发展空间。

### 4.1.1.2 技术研发情况：联合免疫治疗、小分子靶向治疗和疗效预测生物标志物是研发热点

从技术研发情况上看，研究热点主要集中在三大方向：①联合免疫治疗；②联合小分子靶向药物治疗；③疗效预测生物标志物的检测。首先是涉及医药制品的专利最多，其次是免疫球蛋白和多肽相关专利，再次是抗肿瘤药物的专利。从 PD-1/PD-L1 联合其他药物治疗分支技术看，各分支技术专利排序是：联合免疫治疗（1239 项），联合分子靶向治疗（927 项），联合化疗（771 项），联合放疗（453 项），联合疫苗治疗（419 项），联合溶瘤病毒治疗（81 项）。其中，PD-1/PD-L1 联合免疫治疗方案主要涉及 CTAL-4、LAG-3、TIM3 和 OX40 等免疫检查点。PD-1/PD-L1 联合小分子靶向药物治疗方面，烷基取代盐、小分子聚酰胺、卤代烃和杂环化合物等的改造与联用是研发热点。PD-1/PD-L1 治疗的癌症的相关专利主要集中在非小细胞肺癌、膀胱癌、头颈癌、胃癌、前列腺癌、胰腺癌、甲状腺癌、皮肤癌和白血病等。

### 4.1.1.3 专利全球区域分布：美、日两国十分注重全球专利布局，中国海外专利布局较少

从专利的全球区域分布角度看，美国和日本的企业均非常注重在较经济较发达、肿瘤发病率较高的国家和地区进行专利布局，而中国企业海外专利布局不足。美、日两国在加拿大、澳大利亚、中国、韩国和欧洲地区均申请了大量专利。其专利申请策略是：先申请大量 PCT 专利，再指定到目标国家和地区，在全球各地同步推进。相比之下，中国虽然 PD-1/PD-L1 技术专利数量全球排名第二，但其专利申请主要集中在国内，PCT 专利申请较少，在美、日、欧等发达国家和地区的专利布局非常少。这侧面反映了中国在该技术领域核心技术的缺失。

### 4.1.1.4 中国专利区域来源：过半中国专利来源于国外机构，沪苏京粤领跑全国

从中国专利的区域来源看，857 项中国专利中，有 57% 来自国外机构，其中 45% 来自美国，国外公司对中国的专利布局已很深入。这些国外企业

在中国的专利布局主要通过对 PD-1/PD-L1 检测方法、联合用药、医疗用途等外围专利的申请进行专利布局，织牢专利保护网，提高技术门槛，为产品争取最大的保护强度。在国内省市排名中，上海、江苏的 PD-1/PD-L1 专利最多，处于第一梯队；其次是北京和广东；其他省市的相关专利则较少，均不超过 30 项。总体上，国内各省市的 PD-1/PD-L1 专利绝对数量均较少，产业专利聚集度也不高；尤其是沿海的广东、浙江等发达省份专利数量少，既定的产业资源布局不能够使 PD-1/PD-L1 药物成为这些地区的优势产业。

### 4.1.1.5　竞争机构：全球 Top 24 申请人基本来自美国、瑞士、英国和日本，中国 Top 10 申请人全部来自美日欧

从竞争机构上看，全球 PD-1/PD-L1 专利申请排名 Top 24 的申请人，基本被美国、瑞士和英国瓜分，中国 PD-1/PD-L1 专利申请总体处于"少而散"的状态，缺乏具有绝对优势的企业或科研单位。全球主要专利权人 Top 10 分别是百时美施贵宝、达纳－法伯癌症研究院、罗氏、默沙东、诺华、基因泰克、梅奥医学教育中心、法国国家健康与医学研究院、免疫医疗有限公司、纪念斯隆－凯特琳癌症中心。中国专利的 Top 10 申请人都是来自美国和瑞士的公司，分别是罗氏、百时美施贵宝、基因泰克、达纳－法伯癌症研究院、默沙东、诺华、纪念斯隆－凯特琳癌症中心、免疫医疗有限公司、宾夕法尼亚大学和再生元公司。中国的 PD-1/PD-L1 专利申请人主要分布在苏南和上海，专利数量较多的是苏州大学、恒瑞医药、郑州大学、瀚海博兴、康方生物和中国人民解放军军事医学科学院；但国内机构的专利申请量均少于罗氏、百时美施贵宝、默沙东、诺华在中国的专利申请。

### 4.1.1.6　竞争机构专利布局：国外机构专利布局策略丰富、针对性强，中国机构专利布局策略单一、未契合本国国情

从竞争机构专利布局策略看，国外机构专利布局策略丰富、针对性强。国外机构除了申请 PD-1/PD-L1 抗体基础专利，保护抗体氨基酸系列以外，还围绕基础专利申请了大量联合用药、生物标志物等外围专利，以扩大专利保护范围，拓展肿瘤治疗种类，争取更多一线治疗方案，从而抢占上下游市场。此外，国外机构还针对肺癌、胃癌、食管癌、肝癌和结直肠癌等中国人

口发病率较高的癌种在中国进行了大量的专利布局。相比之下，中国专利申请人专利布局策略相对单一，专利申请主要保护 PD-1/PD-L1 相关蛋白、多肽和单抗，联合用药专利很少；而且国内申请人的权利要求书中多未指明治疗癌症类型，未对中国人口高发癌种进行针对性专利布局。

## 4.1.2    浙江省产业发展情况

免疫治疗技术代表着癌症治疗未来的发展方向，全球已进入快速发展阶段。本书以浙江省为例，通过专利分析和文献、实地调研的方法，开展实证研究，为区域精准切入免疫治疗新兴产业，抢占全球生物医药产业制高点提出对策建议。

### 4.1.2.1    具有产业和科研双重优势

产业链方面，具有完善的生物医药全产业链体系。浙江生物医药产业集群趋势明显，主要集中在杭州经开区、大江东产业集聚区、余杭生物医药高新园区、台州生物医药基地等。省会杭州拥有生物医药独角兽企业 2 家，准独角兽企业 21 家，已形成"一核三园多点"的生物医药产业布局；其中仅杭州医药港小镇集聚生物医药企业 798 家，2018 年实现产值 300 亿元，已有辉瑞、默沙东和吉利亚等 7 家全球十强药企落户。同时，本土企业奕安济世、杭州贝瑞和康、华海药业、华东医药、贝达药业和迪安诊断等瞄准肿瘤免疫治疗、肿瘤检测中心和抗体开发工艺等领域，形成覆盖上中下游的完善的产业链。此外，浙江是首个国家信息经济示范区，数字经济已成为浙江省经济增长的新动能和创新创业的主战场，可为免疫治疗产业发展提供数字引擎。

创新链方面，浙江省生物医药研发创新要素集聚。省会杭州集聚了国内领先的 100 余家核心企业和研发机构，包括浙江大学、西湖大学等生物医药相关专业的高等院校 16 所。已引进国内外大院名校共建创新中心，如帝国理工先进技术研究院、奥克兰大学（中国）创新研究院和中国药科大学创新研究院；依托本地高校资源，集聚、共建生物医药科研机构，如浙江大学（杭州）创新医药研究院、动物实验中心（杭师大）。雄厚的研发实力可为浙江省免疫治疗产业发展提供技术引擎。

#### 4.1.2.2 具有政策和民营资本双重良好生态

2017 年,《浙江省人民政府办公厅关于加快推进医药产业创新发展的实施意见》(浙政办发〔2017〕64 号)提出要大力发展生物制药,提高医药产业核心竞争力。2018 年,浙江省新出台的"科技新政 50 条"提出将打造生命健康世界科技创新高地。2019 年,浙江省科技厅、省基金委向全社会征集"生命健康"领域基础研究重大科学问题,就免疫治疗、基因治疗、肿瘤发生发展及早期诊断干预等 12 个领域设置重大基础研究专项。资金链方面,浙江生物医药产业 PE/VC 投资活跃。2018 年浙江省企业融资金额和融资事件大幅增长,截至 2018 年 10 月底,杭州生物医药产业累计发生融资事件 54 起,融资金额高达 62.85 亿元,过亿元融资案例 11 起。政府重视和浙商资本投入为浙江省免疫治疗产业发展营造了良好生态环境。

#### 4.1.2.3 面临专利数量少、产业专利聚集度低双重劣势

从专利申请总量上看,浙江省仅有 24 项 PD-1/PD-L1 专利,远远落后于上海、江苏、北京和广东等省市。从各省市的 PD-1/PD-L1 专利聚集度看(图 3.10),上海、北京在专利总量和产业专利聚集度方面均比较高,而浙江省的专利聚集度很低,落后于所分析的其他 6 个省市。专利总量和产业聚集度上的双重劣势提示浙江省在 PD-1/PD-L1 技术领域的研发投入力度不强,既定的产业资源布局不能够使该产业成为浙江省的优势产业。

#### 4.1.2.4 面临国内外竞争对手的双重挑战

第一,国外企业在中国专利壁垒高、上市药品多。中国 PD-1/PD-L1 专利的 Top 10 申请人均来自美国、英国和瑞士,其中罗氏(39 项)、百时美施贵宝(36 项)和基因泰克(32 项)位列前三。百时美施贵宝和默沙东的两款 PD-1 抗体药最早在国内获批上市,阿斯利康和罗氏的两款 PD-L1 单抗也处于申请上市阶段。第二,上海、江苏、北京和广东走在前列,浙江省相关研发企业少。浙江省虽然生物医药企业数量不少,但面临总量规模偏小、免疫治疗研发企业少等问题。省内仅有浙江大学进入国内专利申请人 Top 10 的行列,申请量远落后于苏州大学、恒瑞医药和郑州大学等。PD-1/PD-L1 药物已获批上市、申请上市的 4 家企业和处于临床Ⅲ期的企业均分布在上海、

江苏、北京和广东。浙江省发展 PD-1/PD-L1 产业在技术成熟度上明显落后于国内外竞争对手，面临巨大挑战。

## 4.2　建议

### 4.2.1　产业发展建议

#### 4.2.1.1　加强顶层设计，配套政策扶持

抗 PD-1/PD-L1 药物在美国发展迅速，除了美国企业研发实力强大、资金雄厚以外，主要得益于美国 FDA 加速审批制度。为促进国内 PD-1/PD-L1 研发企业的发展，为更多癌症患者带来福音、减少医疗开支，建议中国政府出台针对 PD-1/PD-L1 药物的相关优先审评审批政策。建议经济较发达的省市，增补 PD-1/PD-L1 药物进入地方医保目录。单克隆抗体产业作为国家新兴战略产业，得到国家各级政府政策支持。但是，PD-1/PD-L1 药物由于价格较高，治疗费用昂贵，尚未进入全国医保目录及基药目录。将 PD-1/PD-L1 药物增补进入地方医保目录，可有效降低用药患者的医疗费用，促进药物研发企业发展，也可有效增加病例样本量，为临床研究和药物开发提供案例支撑。

#### 4.2.1.2　加强政府引导与支持，培育优势企业

为改善中国 PD-1/PD-L1 专利数量较少、PCT 专利占比较低和核心技术欠缺等问题，政府可从以下 3 个方面入手：第一，研究设立 PD-1/PD-L1 重大专项，在 PD-1/PD-L1 联合化疗、放疗、小分子靶向治疗等技术要求较低且是应用热门的领域开展动物试验、临床研究和基础研发攻关，夯实基础、提升整体技术水平。第二，积极引导企业与高校院所开展产学研合作，在提升企业科研水平的同时促进基础科研成果落地生根，国内企业可关注苏州大学、中国人民解放军军事医学科学院、郑州大学和复旦大学等在 PD-1/PD-L1 领域专利数量较多、研究基础较好的高校院所，开展产学研合作。发现具有发展前景的项目，要及早介入洽谈合作，采取合作研发、技术转让、

团队引进等方式，以资本优势实现弯道超车，争取获得突破性进展。第三，研究出台 PD-1/PD-L1 专项扶持基金，建立细胞免疫治疗相关投资引导基金，引导社会资本合理向免疫治疗领域流动，推动中国 PD-1/PD-L1 技术发展。

### 4.2.1.3    密切关注竞争对手，强化热点技术、新兴技术专利布局

国外发达国家开展 PD-1/PD-L1 研究与应用起步早，对中国进行了较为密集的专利布局，占得先机。中国企业和科研机构应重点关注百时美施贵宝、罗氏、默沙东、诺华、免疫医疗有限公司、宏观基因有限公司、瑞泽恩制药公司等竞争对手的研发动向及其在中国专利申请。例如，对于百时美施贵宝，主要跟踪其在 PD-1/PD-L1 联合 CTAL-4、LAG-3 等免疫检查点抗体治疗和抗 TIGIT、抗 KIR、抗 CS1 抗体联合治疗的专利布局；对于罗氏公司，关注其在 PD-1/PD-L1 联合 OX40、TIM3 等免疫检查点抗体治疗，以及疗效预测生物标志物的研发和检测的专利布局，密切关注其在 PD-1/PD-L1 精准治疗方面的研究；对于默沙东公司，关注其在 PD-1/PD-L1 联合其他免疫治疗、化疗、小分子靶向治疗、疫苗和抗血管药物治疗等方面的专利布局；对于诺华公司，关注其在 PD-1/PD-L1 联合小分子靶向药物治疗方面的专利布局。在专利布局策略上，要优化专利布局，在重视核心专利的同时更要重视外围专利，在方法、用途和组合物等方面多下功夫，才能突破国外专利壁垒并形成牢不可破的专利保护网。

另外，在新兴技术方面，中国企业和科研机构可关注 A61K31（含有机有效成分的医药配制品）、C12N15（突变或遗传工程；遗传工程涉及的 DNA 或 RNA，载体）等近 3 年来新技术较为聚集的技术领域，提前开展技术攻关。针对重要研究成果积极申请 PCT 专利，为开拓海外市场构筑知识产权保护网。在审批策略上，应尽量推迟专利公开的时间，以争取在产品上市前 1~2 年才让公众知晓专利技术信息，以尽量减小被仿制、侵权的风险；同时还可以充分运用各国对药品专利的延长制度，最大限度地延长专利保护时间，为产品争取最大的保护强度。

### 4.2.1.4    针对中国人口发病率高的癌种开展研发和布局专利

国外企业在中国专利布局主要侧重于肺癌、胃癌、食管癌、肝癌和结直

肠癌等发病率较高的癌种，以适应中国国情，抢占中国市场。而中国 PD-1/PD-L1 主要企业和研发机构申请的专利，其权利要求书中多数未指明适应证类型，与中国国情契合度较低。同时中国相关专利的保护范围较宽，反而容易被竞争对手突破专利防线。建议中国企业和研发机构应根据国内癌症统计数据，针对国内患病率较高的病种开发 PD-1/PD-L1 治疗方案，以拓展更为广阔的市场空间，同时临床试验也能更方便的招募受试患者。

### 4.2.1.5  加强自主研发，拓展联合治疗方案

目前，PD-1/PD-L1 抗体虽然市场销售额逐年攀升，但是二线治疗方案较少，Opdivo 仅 1 项黑色素瘤；Keytruda 仅 4 项，分别为黑色素瘤、非小细胞肺癌、霍奇金淋巴瘤和尿路上皮癌。由于 PD-1/PD-L1 抗体作为免疫疗法，主要针对的是癌症晚期患者，所以其单药治疗的总缓解率绝大多数未超过30%。联合用药可有效提高总缓解率，将成为 PD-1/PD-L1 提升疗效、争取一线治疗方案的主流。在联合用药方面，国外企业进行了大量专利布局，对 PD-1/PD-L1 联合其他免疫检查点抑制剂、联合分子靶向药物和联合化疗等方案的专利申请最多。而目前中国企业和研发机构的专利涉及联合用药的较少。建议企业加强自主研发，针对国内高发癌种开展联合用药研发和临床试验，从联合化疗、放疗、小分子靶向治疗等较为成熟的治疗方案入手，并对研究成果及时申请专利保护。在联合免疫治疗方面，重点加强 PD-1/PD-L1 联合 CTLA-4、LAG-3、TIM-3 和 OX40 等热门方案的研究。

着重加强技术空白点的研发与专利布局。建议中国企业和科研院所在 PD-1/PD-L1 联合放疗，联合疫苗治疗，联合溶瘤病毒，联合 VISTA、IDO、KIR 等免疫检查点，联合 TKI 抑制剂等国内机构专利申请较少，国外机构在中国已有较多布局的联合治疗领域加强基础研究和临床试验，弥补中国在 PD-1/PD-L1 联合治疗方面的短板。

### 4.2.1.6  针对原研药物开展外围专利布局，寻求技术合作

目前，中国企业和研发机构的 PD-1/PD-L1 专利主要涉及"蛋白、多肽或单抗"这一主题，基础专利较多；但是针对这些基础专利的联合治疗、疗效治疗生物标志物的专利非常少。而国外企业在中国专利已经在联合治疗、

疗效治疗生物标志物等方面开展了较多专利布局。建议中国医药生物企业应积极寻找自身已有专利的不足，通过对检测方法、联合用药和医药用途等方式来拓展适应证，争取一线治疗方案，并及时布局外网专利，建造牢固的专利保护体系，提高技术门槛，为自身产品争取最大的保护强度。同时可以利用"专利权无效宣告"途径来破解竞争对手的专利圈地。

当前，中国创新主体在 PD-1/PD-L1 领域联合申请专利的情况较少，这提示企业与企业之间、企业与高校院所之间的联合研发不活跃。建议中国医药生物企业相互合作、联合研发，降低单抗药物的研发风险，并与国内各大高校、科研院所加强合作，进一步推进单抗药物的产学研相结合，加快研究成果的转移转化。

### 4.2.1.7　针对现有抗体进行改良

国外企业在中国进行了大量 PD-1/PD-L1 专利布局，其中不少专利涉及抗体、蛋白和多肽结构（表 3.2 至表 3.8）。对于这些已经公开的抗体可以进行相应的改进，如功能区氨基酸的突变、结构的改变、提高生物活性。另外，对相应的剂型、组合物、适应证进行尝试，从而在国外大型药企的专利基础上，构建自己的专利保护网，对其产品进行改进从而达到与竞争对手相互制衡的目的，以便在未来的市场上占据一席之地。同时，针对已上市的抗体进行制剂或组合物的研发要比研发新抗体容易，风险也低，收效显著。

### 4.2.2　浙江省产业发展建议

### 4.2.2.1　加强政府引导，配套供给侧政策支持

肿瘤免疫治疗药物前期投资大、回报周期长，强化财政金融支持是产业政策的重要一环。针对浙江省免疫治疗研发企业总体规模偏小、数量较少的问题，首先，建议加大政府产业基金、创新引领基金对免疫治疗产业项目的支持，引导社会资本、金融资本共同参与免疫治疗产投基金，重点支持骨干高新技术企业成为创新型领军企业。其次，建议将 PD-1/PD-L1 药物纳入浙江省地方医保目录，减轻患者负担，亦可有效提升浙江省 PD-1/PD-L1 治疗病例样本量，促进临床研究和相关企业发展。例如，深圳重特大疾病补充

医疗保险覆盖了 PD-1 抗体 Keytruda，一年 15 万元的报销额度，为国内首创。

　　针对浙江省专利数量少、面临国内外专利壁垒的问题，首先，建议参照浙江省对新一代信息技术和新能源领域专利的快速预审服务，建立免疫治疗领域专利快审通道。对新申请的 PD-1/PD-L1 相关专利实行快速预审、快速审查、快速确权和快速维权，有效降低专利授权周期，使创新成果保护能更及时回应市场要求。其次，实施企业知识产权海外护航项目，引导企业开拓海外市场，构筑知识产权保护网。

#### 4.2.2.2　强化热点、新兴和空白点技术研发和专利布局

　　双特异性抗体是当前研发热点，是省内企业缩短与国内外药企差距的有效途径之一。目前国内外近 40 家单位已经在双特异性抗体展开布局，但多数处于临床前研发阶段，距离上市产业化还有较长时间。浙江省企业和研究机构应重点关注百时美施贵宝、罗氏、默沙东、诺华和免疫医疗有限公司等竞争对手的研发动态及其在华专利申请，如表 4.1 所示。

表 4.1　部分国外竞争对手研发动态

| 机构 | 研究动态 |
| --- | --- |
| 百时美施贵宝 | PD-1/PD-L1 联合 CTAL-4、LAG-3 等免疫检查点抗体治疗和抗 TIGIT、抗 KIR、抗 CS1 抗体联合治疗 |
| 罗氏 | PD-1/PD-L1 联合 OX40、TIM3 等免疫检查点抗体治疗，以及疗效预测生物标志物的研发和检测的专利布局，密切关注其在 PD-1/PD-L1 精准治疗方面的研究 |
| 默沙东 | PD-1/PD-L1 联合其他免疫治疗、化疗、小分子靶向治疗、疫苗和抗血管药物治疗 |
| 诺华 | PD-1/PD-L1 联合小分子靶向药物治疗 |

　　着重加强技术空白点的研发，建议浙江省企业和研究机构针对我国的技术空白研究领域加强基础研究和临床试验（表 4.2），弥补我国的技术短板。同时加强对肺癌、胃癌、食管癌、肝癌和结直肠癌等我国人群高发肿瘤的 PD-1/PD-L1 治疗方案的研究。在专利布局策略上，围绕基础专利开展外围专利布局，在方法、用途和组合物等方面加强专利申请；针对核心技术积极申请 PCT 专利，为开拓海外市场构筑知识产权保护网，建议政府对 PCT 专利申请适当增加经费补贴。

表 4.2　部分国内技术空白领域

| 类型 | 技术空白点 |
|---|---|
| 联合治疗 | 联合疫苗治疗 |
| | 联合溶瘤病毒 |
| | 联合 VISTA、IDO、KIR 等免疫检查点 |
| | 联合 TKI 抑制剂 |
| 疗效预测生物标志物 | PD-L1 表达水平检测 |
| | MSI-H/dMMR 突变检测 |
| | EGFR/ALK 突变检测 |

### 4.2.2.3　加强对第二代 PD-1/PD-L1 抗体技术和新免疫治疗靶点项目攻关，促进产业升级

目前，美国 FDA 已经批准了 6 个 PD-1/PD-L1 抗体药物，中国也已经批准了 5 个 PD-1/PD-L1 抗体药物上市，后续还有十几个新抗体正处于临床研究中，该领域竞争极为激烈。获批进口 PD-1 抗体药物的默沙东和百时美施贵宝公司将价格降至美国市场的 1/3 左右，这对解决中国肿瘤患者临床用药的可及性有积极意义，但此举对于国内开发 PD-1/PD-L1 药物的公司来说将形成巨大的价格压力，产业盈利空间被压制。

对于浙江省企业和研究机构来说，由于在第一波 PD-1/PD-L1 药物开发浪潮中已经稍显落后，因此建议避开该竞争红海，针对第二代 PD-1/PD-L1 抗体技术和新免疫治疗靶点等新兴技术领域进行项目攻关和专利布局。例如，德国默克公司围绕 PD-L1 抗体进行改造获得 PD-L1/TGF-β 双功能融合蛋白，可以同时阻止 PD-L1 和 TGF-β 介导的信号通路，影响肿瘤微环境，效果优于单独的 PD-1/PD-L1 抗体，被业界称为"第二代 PD-1/PD-L1"药物。2019 年 2 月葛兰素史克公司和默克公司达成总价达 37 亿欧元的合作协议。此外，除 PD-1/PD-L1 靶点外，国际前沿还有众多的新免疫治疗靶点药物开发如火如荼，如 CD47/SIRPα、CD27/CD70、CD94/NKG2A 等，该类新兴技术目前专利申请尚不多，在药物设计上存在专利规避空间，建议省内企业和研究机构快速跟进，有望在国内成为开发第一梯队，促进产业技术升级。在政策层面，建议在浙江省"生命健康"领域重大基础研究专项中，设立一定

规模的第二代 PD-1/PD-L1 抗体技术和新免疫治疗靶点项目专项研究基金，促进基础研发和产学研合作。

#### 4.2.2.4    加强引进高端人才和顶尖项目

免疫治疗产业作为高技术含量的行业，其关键核心技术的突破更加依赖一流科学家的研究智慧。从中国 PD-1/PD-L1 技术领域的人才区域分布可知（表 3.19），当前该领域的知名科学家主要分布在东部沿海地区，形成了以环渤海、长三角和珠三角经济圈为核心的顶尖科学家分布格局，且以北京、上海、苏州三大城市为高端人才集聚中心。中西部的郑州、西安 PD-1/PD-L1 领域人才也比较集中，建议浙江省加强对这些地区的高端人才引进与合作交流。同时通过实施浙江省"海外高层次人才引进计划""千人计划""万人计划"，吸引并留住国内外一流水平的科学家和领军人才，以政府主导投资建设核心技术攻关项目，突出人才、项目和基地的有机结合，促进"引智、引技、引资、引企"联动发展，培养一批世界级水平的创新人才。

#### 4.2.2.5    数字经济赋能免疫治疗产业发展

生物医药产业业态复杂化程度高、细分领域多。浙江省免疫治疗领域的创新创业团队小型化、初创型特征明显，各产业链环节间信息孤岛较为严重，产业协同效率较差，大规模的协同发展是必然路径。建议加强产业链公共服务平台建设，加大平台资金支持力度，构建免疫治疗产业创新资源协同系统，通过数字化技术提升免疫治疗产业创新效率和市场交易效率、降低交易成本，为创新创业企业全面赋能，为产业发展注入数字经济新引擎。

**（1）总检索式（T）**

TIAB=((programmed death or programmed cell death protein or programmed death protein or PD-1 or PD1 or CD279 or 程序性细胞死亡 or 程序性死亡蛋白 or 程序性死亡蛋白 or 程序性死亡配体 or Nivolumab or Opdivo or 纳武单抗 or Pembrolizumab or Keytruda or 派姆布罗珠单抗 or Pidilizumab or programmed death ligand or programmed cell death protein ligand or programmed cell death ligand or programmed death receptor or PD-L1 or PDL1 or PDL-1 or B7-H1 or CD274 or PD-L2 or PDL2 or PDL-2 or B7-DC or CD273 or PDCD1LG1 or Atezolizumab or Tecentriq or 阿特朱单抗 or Durvalumab or Imfinzi or 度伐鲁单抗 or 得瓦鲁单抗 or Avelumab or Bavencio)) AND (IPC=((A61K or A61P or C07K or C12N or C12Q or G01N)))

**（2）联合免疫治疗**

T AND TIAB=("CTLA-4" or CTLA4 or "cytotoxic T-lymphocyte antigen" or Yervoy or Ipilimumab or "LAG-3" or LAG3 or "Lymphocyte-activation gene" or Relatlimab or "TIM-3" or TIM3 or TNFRSF4 or OX40 or MOXR0916 or MED16469 or "BMS-986178" or TIGIT or VISTA or KIR or KIRs or IDO or Epacadostat or BTLA or ICOS or CD39 or "NKTR-214" or CD47 or "CAR-T" or "Chimeric Antigen Receptor T-Cell")

**（3）联合分子靶向药物治疗**

T AND TIAB=(targeted or targeting or target or *angiogenesis or *giogenesis or *angiogenic or VEGF or "Vascular Endothelial Cell Growth Factor" or "vascular endothelial growth factor" or Bevacizumab or PGB or Bevacizu or Ramucirumab or "small-molecule inhibitor" or *tinib or "tyrosine-kinase inhibitor" or "Kinase tyrosine-based inhibitory motif" or TKI or "epidermal growth factor receptor" or EGFR)

（4）联合化疗

T AND TIAB=(Chemotherapy or Chemical or chemo* or Platinum or "double medicine" or Carboplatin or paraplatin or CBP or "cis-platinum" or Cisplatin or PDD or DDP or Oxaliplatin or *platin or platinum or pemetrex or pemetrexed or Alimta or PMX or gemcitabine or GEM or Gemzar or Paclitaxel or Taxol or PTX or Docetaxel)

（5）联合放疗

T AND TIAB=(radiat* or radio* or radium or Chemoradi* or ChRT or X knife or photon or gamma or cyber)

（6）联合疫苗

T AND TIAB=(vaccinum or vaccine or vaccin or vaccination or vaccinate)

（7）联合溶瘤病毒

T AND TIAB=(oncolytic)

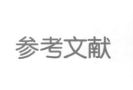

参考文献

[1]  亿欧智库.“五雄并起”，国内 PD-1/PD-L1 抗体企业布局 [EB/OL].（2017-09-02）[2019-04-15].https://www.iyiou.com/intelligence/insight54298.

[2]  LARKIN J，LAO C D，URBA W J，et al. Efficacy and safety of nivolumab in patients with braf v600 mutant and braf wild-type advanced melanoma：a pooled analysis of 4 clinical trials[J]. Jama Oncol，2015，1（4）：433-440.

 [3]  WOLCHOK J D，CHIARION-SILENI V，GONZALEZ R，et al. Overall survival with combined nivolumab and ipilimumab in advanced melanoma[J]. N Engl J Med，2017，377（14）：1345-1356.

[4]  LARKIN J，CHIARION-SILENI V，GONZALEZ R，et al. Combined nivolumab and ipilimumab or monotherapy in untreated melanoma[J]. N Engl J Med, 2015, 373（1）：23-34.

[5]  HODI F S，CHESNEY J，PAVLICK A C，et al. Combined nivolumab and ipilimumab versus ipilimumab alone in patients with advanced melanoma: 2-year overall survival outcomes in a multicentre，randomised，controlled，phase 2 trial[J]. Lancet Oncol，2016，17（11）：1558-1568.

[6]  WEBER J，MANDALA M，DEL VECCHIO M，et al. Adjuvant nivolumab versus ipilimumab in resected stage Ⅲ or Ⅳ melanoma[J]. N Engl J Med, 2017, 377（19）：1824-1835.

[7]  RECK M，TAYLOR F，PENROD J R，et al. Impact of nivolumab versus docetaxel

on health-related quality of life and symptoms in patients with advanced squamous non-small cell lung cancer: results from the CheckMate 017 study[J]. J Thorac Oncol, 2018, 13（2）: 194-204.

[8]    RIZVI N A, MAZIÈRES J, PLANCHARD D, et al. Activity and safety of nivolumab, an anti-PD-1 immune checkpoint inhibitor, for patients with advanced, refractory squamous non-small-cell lung cancer（CheckMate 063）: a phase 2, single-arm trial[J].Lancet Oncol, 2015, 16（3）: 257-265.

[9]    HORN L, SPIGEL D R, VOKES E E, et al. Nivolumab versus docetaxel in previously treated patients with advanced non-small-cell lung cancer: two-year outcomes from two randomized, open-label, phase iii trials（CheckMate 017 and CheckMate 057）[J]. J Clin Oncol, 2017, 35（35）: 3924-3933.

[10]    ESCUDIER B, SHARMA P, MCDERMOTT D F, et al. CheckMate 025 randomized phase 3 study: outcomes by key baseline factors and prior therapy for nivolumab versus everolimus in advanced renal cell carcinoma[J]. Eur Urol, 2017, 72（6）: 962-971.

[11]    HERRERA A F, MOSKOWITZ A J, BARTLETT N L, et al. Interim results of brentuximab vedotin in combination with nivolumab in patients with relapsed or refractory Hodgkin lymphoma[J]. Blood, 2018, 131（11）: 1183-1194.

[12]    MARUYAMA D, HATAKE K, KINOSHITA T, et al. Multicenter phase II study of nivolumab in Japanese patients with relapsed or refractory classical Hodgkin lymphoma[J]. Cancer Sci, 2017, 108（5）: 1007-1012.

[13]    HARRINGTON K J, FERRIS R L, BLUMENSCHEIN G Jr, et al.Nivolumab versus standard, single-agent therapy of investigator's choice in recurrent or metastatic squamous cell carcinoma of the head and neck（CheckMate 141）: health-related quality-of-life results from a randomised, phase 3 trial[J]. Lancet Oncol, 2017, 18（8）: 1104-1115.

[14]    SHARMA P, RETZ M, SIEFKER-RADTKE A, et al. Nivolumab in metastatic urothelial carcinoma after platinum therapy（CheckMate 275）: a multicentre,

single-arm，phase 2[J]. Trial Lancet Oncol，2017，18（3）：312-322.

[15]　OVERMAN M J，MCDERMOTT R，LEACH J L，et al. Nivolumab in patients with metastatic DNA mismatch repair-deficient or microsatellite instability-high colorectal cancer（CheckMate 142）：an open-label，multicentre，phase 2 study [J]. Lancet Oncol，2017，18（9）：1182-1191.

[16]　EL-KHOUEIRY A B，SANGRO B，YAU T，et al. Nivolumab in patients with advanced hepatocellular carcinoma（CheckMate 040）：an open-label，non-comparative，phase 1/2 dose escalation and expansion trial[J]. Lancet，2017，389（10088）：2492-2502.

[17]　生物谷 BIOON. 圣诞节大礼！FDA 批准默沙东 PD-1 免疫疗法 Keytruda 一线治疗晚期黑色素瘤 [EB/OL].（2015-12-21）[2019-04-15]. http://news.bioon.com/article/6676406.html.

[18]　新浪医药新闻 . 默沙东 Keytruda 在欧盟获批 [EB/OL].（2016-08-04）[2019-04-15]. https://med.sina.com/article_detail_100_1_8045.html.

[19]　PAI-SCHERF L，BLUMENTHAL G M，LI H，et al. FDA approval summary：pembrolizumab for treatment of metastatic non-small cell lung cancer：first-line therapy and beyond[J]. Oncologist，2017，22（11）：1392-1399.

[20]　LANGER C J，GADGEEL S M，BORGHAEI H，et al. Carboplatin and pemetrexed with or without pembrolizumab for advanced，non-squamous non-small-cell lung cancer：a randomised，phase 2 cohort of the open-label KEYNOTE-021 study[J]. Lancet Oncol，2016，17（11）：1497-1508.

[21]　CHOW LQM，HADDAD R，GUPTA S，et al.Antitumor activity of pembrolizumab in biomarker-unselected patients with recurrent and/or metastatic head and neck squamous cell carcinoma: results from the phase Ib KEYNOTE-012 expansion cohort[J]. J Clin Oncol，2016，34（32）：3838-3845.

[22]　新浪医药 . 默沙东 Keytruda 获 FDA 批准治疗复发 / 难治经典霍奇金淋巴瘤 [EB/OL].（2017-03-15）[2019-04-15]. https://med.sina.com/article_detail_100_2_22330.html.

[23] 新浪医药 . PD-1/PD-L1 领域重磅消息：FDA 批准默沙东 Keytruda 用于尿路上皮癌（UC）一线和二线治疗 [EB/OL].（2017-05-19）[2019-04-15]. https://med.sina.com/article_detail_100_2_26232.html/ .

[24] BELLMUNT J，DE WIT R，VAUGHN D J，et al. Pembrolizumab as second-line therapy for advanced urothelial carcinoma[J]. N Engl J Med，2017，376（11）：1015-1026.

[25] 生物探索 . 里程碑！ FDA 批准首个不区分肿瘤来源的抗癌疗法 [EB/OL].（2017-05-24）[2019-04-15]. http://www.biodiscover.com/news/product/692704.html.

[26] JOSHI S S，MARON S B，CATENACCI D V. Pembrolizumab for treatment of advanced gastric and gastroesophageal junction adenocarcinoma[J]. Future Oncol，2018，14（5）：417-430.

[27] ROSENBERG J E，HOFFMAN-CENSITS J，POWLES T，et al. Atezolizumab in patients with locally advanced and metastatic urothelial carcinoma who have progressed following treatment with platinum-based chemotherapy：a single-arm，multicentre，phase 2 trial[J]. Lancet，2016，387（10031）：1909-1920.

[28] PEREZ-GRACIA J L，LORIOT Y，ROSENBERG J E，et al. Atezolizumab in platinum-treated locally advanced or metastatic urothelial carcinoma：outcomes by prior number of regimens[J]. Eur Urol，2018，73（3）：462-468.

[29] NECCHI A，JOSEPH R W，LORIOT Y，et al. Atezolizumab in platinum-treated locally advanced or metastatic urothelial carcinoma：post-progression outcomes from the phase Ⅱ IMvigor210 study[J]. Ann Oncol，2017，28（12）：3044-3050.

[30] BALAR A V，GALSKY M D，ROSENBERG J E，et al. Atezolizumab as first-line treatment in cisplatin-ineligible patients with locally advanced and metastatic urothelial carcinoma：a single-arm，multicentre，phase 2 trial[J]. Lancet，2017，389（10064）：67-76.

[31] RITTMEYER A，BARLESI F，WATERKAMP D，et al. Atezolizumab versus docetaxel in patients with previously treated non-small-cell lung cancer （OAK）：a phase 3，open-label，multicentre randomised controlled trial[J]. Lancet，2017，389

（10066）: 255-265.

[32]　FEHRENBACHER L，SPIRA A，BALLINGER M，et al.Atezolizumab versus docetaxel for patients with previously treated non-small-cell lung cancer（POPLAR）: a multicentre，open-label，phase 2 randomised controlled trial[J]. Lancet，2016，387（10030）: 1837-1846.

[33]　POWLES T，O' DONNELL P H，MASSARD C，et al. Efficacy and safety of durvalumab in locally advanced or metastatic urothelial carcinoma: updated results from a phase 1/2 open-label study[J]. JAMA Oncol，2017，3（9）: e172411.

[34]　ZHENG Y，NARWAL R，JIN C，et al. Population modeling of tumor kinetics and overall survival to identify prognostic and predictive biomarkers of efficacy for durvalumab in patients with urothelial carcinoma[J]. Clin Pharmacol Ther，2018，103（4）: 643-652.

[35]　KAUFMAN H L，RUSSELL J，HAMID O，et al. Avelumab in patients with chemotherapy-refractory metastatic Merkel cell carcinoma: a multicentre，single-group，open-label，phase 2 trial[J]. Lancet Oncol，2016，17（10）: 1374-1385.

[36]　PATEL M R，ELLERTON J，INFANTE J R，et al. Avelumab in metastatic urothelial carcinoma after platinum failure（Javelin Solid Tumor）: pooled results from two expansion cohorts of an open-label，phase 1 trial[J]. Lancet Oncol，2018，19（1）: 51-64.

[37]　APOLO A B，INFANTE J R，BALMANOUKIAN A，et al. Avelumab，an anti-programmed death-ligand 1 antibody，in patients with refractory metastatic urothelial carcinoma: results from a multicenter，phase Ib study[J]. J Clin Oncol，2017，35（19）: 2117-2124.

[38]　肿瘤资讯 . Keytruda 和 Lenvatinib 联合用于晚期肾癌获 FDA 突破性疗法认定 [EB/OL].（2018-01-18）[2019-04-15]. http://www.liangyihui.net/doc/40515.

[39]　新浪医药 . 卫材公布乐伐替尼 +Keytruda 治疗实体瘤Ⅰb 期数据 [EB/OL].（2016-10-14）[2019-04-15]. https://med.sina.com/article_detail_100_2_12564.html.

[40]　香港特区肿瘤中心 . Avelumab 联合阿昔替尼治疗肾细胞癌获 FDA 突破性疗法认定

[EB/OL].（2018-01-04）[2019-01-20].http://www.hkcancer.hk/cn/article/artt/171.html.

[41] RIBAS A，DUMMER R，PUZANOV I，et al. Oncolytic virotherapy promotes intratumoral T cell infiltration and improves anti-pd-1 immunotherapy[J]. Cell，2017，170（6）：1109-1119.

[42] LIU Z，RAVINDRANATHAN R，KALINSKI P，et al. Rational combination of oncolytic vaccinia virus and PD-L1 blockade works synergistically to enhance therapeutic efficacy[J]. Nat Commun，2017，8：14754.

[43] MALINI GUHA.The new era of immune checkpoint inhibitors[EB/OL].（2014-11-18）[2019-04-15].https://www.pharmaceutical-journal.com/news-and-analysis/features/immune-checkpoint-inhibitors-bring-new-hope-to-cancer-patients/20067127.article.

[44] 林志坚，谌凯，吴巧玲，等.专利分析操作与实务 [M].北京：科学技术文献出版社，2018.

[45] 徐飞虎，林志坚，吴巧玲.国内外 PD-1/PD-L1 抗体专利发展状况与趋势分析 [J].科技中国，2019（1）：41-47.

[46] ISHIDA Y，AGATA Y，SHIBAHARA K，et al. Induced expression of PD-1, a novel member of the immunoglobulin gene superfamily，upon programmed cell death[J].EMBOJ，1992，11（11）：3887-3895.

[47] VELU V，TITANJI K，ZHU B，et al. Enhancing SIV-specific immunity in vivo by PD-1 blockade[J].Nature，2009，458（7235）：206-210.

[48] 吴介恒，杨安钢，温伟红.PD-1/PD-L1 参与肿瘤免疫逃逸的研究进展 [J].细胞与分子免疫学杂志，2014，30（7）：777-780.

[49] 赵蕴华，袁芳.世界主要国家（地区）细胞免疫政策分析 [J].全球科技经济瞭望，2018，33（2）：69-76.

[50] 卢斌.肿瘤细胞免疫治疗项目投资的策划与分析 [D].兰州：兰州理工大学，2013.

[51] 栾春娟.新兴技术竞争优势的测度方法研究——基于四象限图示和雷达图示分析方法 [J].科学与管理，2016，36（5）：42-48.

[52] 志坚，林晔，谌凯，等.推动浙江省虚拟现实产业发展的专利分析与建议 [J].科技通报，2017，33（5）：248-253.

[53] 刘娟，曹雪涛. 2018 年国内外免疫学研究重要进展 [J]. 中国免疫学杂志，2019，35（1）：1-9.

[54] 杜君，高文红，刘尚梅. 2006—2018 年我国肿瘤免疫治疗领域的研究重点与趋势分析 [J]. 中国医刊，2019，54（5）：505-510.

[55] 黄波. 2018 年肿瘤免疫研究热点回眸 [J]. 科技导报，2019，37（1）：87-90.

[56] 沈华亮. 深圳重特大疾病医疗保障机制建设成效及再思考 [J]. 中国医疗保险，2017，（2）：22-26.

[57] 林志坚，储晓露，谌凯，等. 重大经济活动知识产权评议机制国内外情报综述及比较分析 [J]. 竞争情报，2015，11（5）：21-29.

[58] 林志坚，应向伟，储晓露，等. 推动我省生物医用材料产业发展的专利分析与建议 [J]. 科技通报，2019，35（2）：251-257.

[59] 林志坚，潘婷婷，储晓露，等. 基于专利分析的浙江省牙科材料产业发展对策与建议 [J]. 竞争情报，2017，13（5）：29-36.

[60] 袁继新，王小勇，林志坚，等. 产业链、创新链、资金链"三链融合"的实证研究——以浙江智慧健康产业为例 [J]. 科技管理研究，2016，36（14）：31-36+44.

[61] 吴磊琦，应向伟，林志坚，等. 浙江省高新园区协同创新体系建设及运行机制研究 [J]. 科技管理研究，2017，37（24）：105-112.

[62] 谌凯，应向伟，林志坚，等. 基于专利分析和文献计量的我国医药制造业发展态势研究 [J]. 科技管理研究，2018，38（2）：103-111.

[63] 吴巧玲，林志坚，谌凯. 专利信息服务促进中小企业发展的现状分析与对策建议 [J]. 今日科技，2014（1）：46-47.

[64] 顾震宇. 基于案例分析的区域专利分析方法应用研究 [J]. 情报杂志，2010，29（8）：40-44.

[65] 佟贺丰，雷孝平，张静. 基于专利计量的国家 H 指数分析 [J]. 情报科学，2013，31（12）：78-83.

[66] 林志坚. 肿瘤精准靶向治疗药物——免疫检查点抑制剂抗体开发专利战略研究 [R]. 杭州：浙江省科技信息研究院，2018.